KLINISCHE UND LIQUORDIAGNOSTIK DER RÜCKENMARKSTUMOREN

VON

DR. KARL GROSZ

ASSISTENT DER UNIVERSITÄTSKLINIK FÜR PSYCHIATRIE
UND NERVENKRANKHEITEN IN WIEN

WIEN
VERLAG VON JULIUS SPRINGER
1925

ISBN-13: 978-3-7091-9664-9   e-ISBN-13: 978-3-7091-9911-4
DOI: 10.1007/ 978-3-7091-9911-4
Softcover reprint of the hardcover 1st edition

Inhaltsverzeichnis

Einleitung

Die von Jahr zu Jahr zunehmende Zahl der operierten Rückenmarkstumoren, die zahlreichen differentialdiagnostischen, man möchte fast sagen mit dem Anwachsen der Erfahrung zunehmenden Schwierigkeiten, andrerseits manche in den letzten Jahren durch Heranziehung der Liquordiagnostik und des Lipiodolinjektionsverfahrens gewonnenen diagnostischen Behelfe geben Veranlassung, die im Laufe des letzten Lustrums an der Nervenklinik des Hofrates Prof. Wagner-Jauregg zum größten Teil vom Verfasser selbst beobachteten, autoptisch verifizierten Fälle von raumbehindernden Prozessen des Lumbalkanales zu veröffentlichen.

Trotz der aus Gründen der Raumersparnis nötigen Kürzungen wurde in Fällen, deren Verlauf oder Symptomatologie interessante Einzelheiten zu bieten schienen, dem klinischen Befunde ein breiterer Raum gelassen. Der Gefahr der Raumverschwendung waren wir uns dabei bewußt, aber ihr im Bogen auszuweichen und uns in allen Fällen auf kurze Auszüge zu beschränken, schien deshalb nicht vorteilhaft, weil bei der im ganzen oft unsicheren Differentialdiagnose — und wie selten kommen Fälle vor, in denen selbst der erfahrene Neurologe nicht mit Bangen der Eröffnung des Wirbelkanals zusieht — der lebendige Eindruck des Krankheitsbildes für die Diagnose ausschlaggebend, und im anderen Falle zu befürchten war, daß durch allzu summarische Wiedergabe wertvolle Nuancen des Krankheitsbildes verloren gehen könnten. Im übrigen war Beschränkung auf das Notwendige unser Prinzip und haben wir uns bei einfachen Fällen auf kurze, zusammenfassende Krankheitsnotizen beschränkt.

A. Spezieller Teil

I. Extramedulläre Tumoren

a) Extradural gelegene Tumoren

Beobachtung I. E. R., 25 Jahre, in die Nervenklinik aufgenommen am 30. März 1922.

Anamnese: Familienanamnese helanglos. Während des Frontdienstes im Jahre 1917 stürzte der Patient in einen Granattrichter, wobei er auf den

Rücken fiel, ferner erkrankte er an einem mit Fieber verbundenen Lungenspitzenkatarrh. Ende 1919 — Patient war von November 1918 bis März 1920 in französischer Gefangenschaft und mußte schwere Arbeiten verrichten — begann er in den Knien einzuknicken und hatte zeitweise das Gefühl des Eingeschlafenseins in beiden Beinen, besonders beim Sitzen. Im November 1921 machten sich in der Rekonvaleszenz nach einer angeblichen „Pleuritis sicca" die erwähnten abnormen Empfindungen in den Beinen verstärkt bemerkbar und zeigte sich beim Verlassen des Bettes der Gang unsicher und taumelnd. Im Dezember merkte der Patient, daß sich das tote Gefühl auch auf den Bauch erstreckte. Vom 10. Jänner bis 17. Februar 1922 stand er an der zweiten internen Klinik in Budapest in Behandlung und soll einem ärztlichen Berichte zufolge nach Behandlung mit Silbersalvarsan sogar eine Remission des als multiple Sklerose aufgefaßten Zustandes gezeigt haben[1]). Seit anfangs März 1922 bestand Obstipation und Erschwerung der Miktion (gelegentliches Harnträufeln). Bei der Aufnahme in die hiesige Klinik klagte der Patient über ein Gefühl der Spannung und Hitze am Bauche und in den Beinen, über „rheumatische" Schmerzen in beiden Unterschenkeln, über ein merkwürdiges Gefühl von feuchter Wärme an den Hinterflächen der Oberschenkel, sowie über eine gewisse Überempfindlichkeit für Temperaturreize am Körper.

Status praesens: Guter Ernährungszustand, blasse Gesichtsfarbe, Puls 84, innere Organe ohne abnormen Befund. Pupillen- und übriger Hirnnervenbefund normal. Auch im Gebiete beider oberer Extremitäten keine Störung. B. D. R. fehlen. Cremasterreflexe auslösbar (links etwas schwächer als rechts). Keine Druckempfindlichkeit der Wirbel, keine Deformation der Wirbelsäule. Deutliche Parese der Bauchmuskeln, die Erhebung aus der horizontalen Lage ist nur mit ausgiebiger Unterstützung beider Arme möglich. Keine Verziehung des Nabels beim Aufsetzen. Untere Extremitäten: Beiderseits spastische Paraparese, rechts deutlicher ausgesprochen als links. Heben der Beine gegen Widerstand: Rechts fast unmöglich, links mit geringer Kraftentfaltung. Aktives Heben der Beine von der Unterlage: Rechts etwa 10 *cm*, links etwas höher, jedoch unter rasch auftretenden Ermüdungserscheinungen. Aktive Beugung im rechten Kniegelenk sehr schwach. Streckung besser. Beugung und Streckung im linken Kniegelenk annähernd normal. Dorsal- und Plantarflexion im Fußgelenk und Zehenbewegung rechts stark herabgesetzt, links kräftiger und ausgiebiger, aber gleichfalls unter der Norm. P. S. R. rechts und links stark gesteigert, A. S. R. rechts und links normal. Rechts Fußklonus angedeutet. Babinski und Oppenheim beiderseits positiv. Gang nur mit ausgiebiger Unterstützung schrittweise, unsicher, schwankend. Tiefensensibilität der Zehengelenke beiderseits herabgesetzt. Oberflächensensibilität: Hypästhesie für alle Empfindungsqualitäten, von Seifferlinie D_6 bis D_{10} deutlich ausgesprochen, von D_{10} nach abwärts nur subjektiv, und zwar am rechten Beine deutlicher als links. Aussparung der sakralen Segmente. Röntgenuntersuchung der Brust- und Lendenwirbelsäule ergibt bis auf Veränderungen des Kalkgehaltes keinen pathologischen Befund. Wassermannreaktion im Serum und Liquor negativ.

---

[1]) Einer uns nachträglich zugekommenen Mitteilung aus der Budapester Klinik ist zu entnehmen, daß während des dortigen Aufenthaltes des Patienten ein beim Blick nach rechts sich verstärkender horizontaler Nystagmus, mäßige Dysarthrie, Intentionstremor, Fehlen der unteren Bauchdeckenreflexe, Parästhesien und Nachschleifen des rechten Beines, Hypertonie der Muskulatur der unteren Extremitäten, besonders der rechten, bestand.

13. April. Bei der Untersuchung der Wirbelsäule ist heute eine Druck-empfindlichkeit des 3. bis 5. (besonders des 4.) Dorsalwirbeldornfortsatzes vorhanden. Klagen über gelegentliche heftige Schmerzen in der Magengegend und Gürtelgefühl.

18. April. Lumbalpunktion: Anfangsdruck 90 (*mm* Wasser). Bei Druck auf das Abdomen, aber auch bei Kompression der Halsvenen zunächst kein Anstieg. Erst nach Entnahme von zirka 3 cm^3 Liquor und Wiederholung der Kompression der Halsvenen erfolgt ein langsamer Anstieg der Flüssigkeits-säule. Eine Zelle im Kubikzentimeter, Nonne-A. negativ, Gesamteiweiß zirka 0,25⁰/₀₀, klarer Liquor, keine Xantochromie.

27. April. Eine am 25. April zu diagnostischen Zwecken gegebene subkutane Injektion von $^1/_2$ *mg* Alttuberkulin hatte am kommenden Tag nebst einer Rötung der Haut im Gebiete der Injektion eine Temperatursteigerung bis 38,1 zur Folge.

28. April. Lumbalpunktion: Klarer Liquor, Kompression der Halsvenen jetzt völlig unwirksam, Nonne-A. negativ, Gesamteiweiß nicht vermehrt. Druck-verhältnisse wie oben.

2. Mai. Die Grenze der Sensibilitätsstörung erscheint nunmehr um ein Segment hinaufgerückt. Der 3. bis 5. Wirbeldorn ist dauernd druckschmerz-haft. Rechts Patellar- und Fußklonus. Die aktive Beweglichkeit beider Beine fast völlig geschwunden. Klagen über starke Schmerzen in der unteren Thoraxhälfte und in den unteren Extremitäten.

Zusammenfassung: Ein 25jähriger Student der Medizin er-krankt Ende 1919 zunächst vorübergehend an Schwäche und Parästhe-sien beider Beine. Nach zweijährigem relativem Wohlbefinden treten im Anschluß an eine innere Erkrankung deutliche Paresen der Beine auf (rechts mehr als links). Bald darauf stellen sich Blasenbeschwerden, schmerzhafte Sensationen (Spannung, Hitzeparästhesien) der Bauchhaut und der Beine ein. Bei der Aufnahme auf die Nervenklinik Ende März 1922 ist Fehlen der Bauchdeckenreflexe, spastische Parese beider unteren Extremitäten, eine hochgradige, rechts mehr wie links ausge-sprochene und hauptsächlich das Hüft- und Fußgelenk betreffende Bewegungsstörung der Beine zu konstatieren, ferner eine gürtelförmige, von D_6 bis D_{10} reichende objektive Herabsetzung der Oberflächen-sensibilität, die in eine leichte, mehr subjektive, bis zu den Zehen reichende Empfindungsstörung für alle Qualitäten übergeht. Druck-empfindlichkeit des 3. bis 5. Dorsalwirbeldornes. Halskompression während der Lumbalpunktion erweist sich in bezug auf Erhöhung des Liquordruckes zuerst wenig, dann völlig unwirksam (Queckenstedt po-sitiv). Innerhalb der nächsten fünf Wochen nach der Aufnahme rückt die Grenze der Sensibilitätsstörung etwas nach aufwärts, die Schmerzen der Beine werden intensiver, die Bewegungsstörung geht in totale Lähmung über.

Diagnostisches: Die stetige Progredienz des spinalen Krank-heitsbildes, von Parästhesien und Ermüdungsgefühlen bis zur völligen Lähmung, die segmentale Sensibilitätsstörung und die ziemlich kon-

stanten Schmerzen, insbesondere auch die während der klinischen
Beobachtung zunehmenden Zeichen eines raumbehindernden Prozesses
im Lumbalraume, festigten trotz des atypischen remittierenden Verlaufes der Krankheit und gewisser, vor der Aufnahme auf die hiesige
Klinik ärztlich beobachteter, auf multiple Sklerose hindeutender Symptome (Nystagmus!) den Verdacht auf Vorhandensein eines Rückenmarkstumors. Ein Wirbeltumor war mangels einer Deformation der
Wirbelsäule und wegen der erst spät auftretenden und relativ gering-
gradigen Druckempfindlichkeit einiger Dorsalwirbel, auch wegen des
negativen Röntgenbefundes nicht anzunehmen. Der obere Pol des
vermuteten Tumors war etwa in die Höhe des 5. Dorsalsegmentes
zu verlegen. Die ursprünglich vorhandene Assymmetrie der Lähmung,
die wenigstens in der letzten Zeit sehr ausgeprägten neuralgischen
Schmerzen, die gleichmäßige Beteiligung aller sensiblen Qualitäten
und die relative Konstanz der sensiblen Ausfallserscheinungen sprachen
mehr für einen extramedullären Tumor.

Am 8. Mai erfolgte zwecks Operation die Transferierung des Patienten
auf die erste chirurgische Klinik (Hofrat Prof. Eiselsberg).

10. Mai. Laminektomie (Hofrat Eiselsberg). Aus der Operationsgeschichte: Abtragung der Dornfortsätze D_2 bis D_5. Nach Freilegung der
Dura zeigt sich in der vermuteten Höhe, dem Rückenmark rechts seitlich
anliegend, ein derber Tumor in der Größe eines Fingergliedes, kaudal- und
kranialwärts gesunde Dura. Die histologische Untersuchung des Tumors ergab ein zellreiches Fibrom.

11. Mai. Beweglichkeit der Zehen bereits gebessert.

17. Mai. Rechtes Bein: Aktive Hebung über $^1/_2$ m, links noch darüber
hinaus. Beugung und Streckung in beiden Kniegelenken mit beträchtlicher
Kraftentfaltung. Die Herabsetzung der taktilen und algetischen Empfindlichkeit beginnt etwa eine Handbreite unter der Mamilla und reicht bis zum Nabel.

31. Mai. Geht einige Schritte mit Krücken durchs Zimmer.

3. Juni. Rücktransferiert auf die Nervenklinik. Nur mehr gelegentliche
Klagen über ein Gefühl des Spannens im Bauche. Aufsetzen aus horizontaler
Lage prompt. B. D. R. auslösbar. Tonus der unteren Extremitäten nicht mehr
gesteigert. Aktives Heben der Beine von der Unterlage auf zirka 1 m Höhe,
dabei ataktisches Schwanken der Extremitäten. Beugung und Streckung in den
Kniegelenken beiderseits kräftig. P. S. R. gesteigert, A. S. R. normal. Keine
Pyramidenzeichen. Aktive Beweglichkeit der Fußzehen, Bewegung in den Fuß-
gelenken rechts normal, links noch etwas herabgesetzt. Gang mit beiderseitiger
Unterstützung schrittweise. Oberflächensensibilität etwa von der Höhe des
Poupartschen Bandes bis zu den Kniegelenken mäßig herabgesetzt. Bis zu der
am 10. Juni erfolgten Entlassung täglich zunehmende Besserung des Gehver-
mögens.

Katamnese: Laut einem am 15. Jänner 1924 eingelangten katamnesti-
schen Berichte obliegt der Patient seit September 1922 seinem medizinischen
Studium und fühlt sich abgesehen von einem bei größeren Anstrengungen
auftretenden „Müdigkeitsgefühl im Rücken", zeitweiligen Parästhesien an den
Beinen und am Bauch und zeitweiliger Obstipation tadellos. Zur Zeit der
Veröffentlichung dieser Arbeit ist er völlig beschwerdefrei und versieht un-
behindert den hilfsärztlichen Dienst an einer Nervenklinik.

Epikrise: Diagnostische Schwierigkeiten ergaben sich im vorliegenden Falle zunächst und hauptsächlich in der Richtung der Differentialdiagnose gegenüber multipler Sklerose, für die das jugendliche Alter des Patienten und die Initialerscheinungen der Krankheit stark ins Gewicht fallen mußten. Andrerseits wiesen die insbesondere in den letzten zwei Monaten der Beobachtung stark und stetig zunehmenden Zeichen einer Rückenmarkskompression, die, wenn auch nicht sehr stark ausgesprochene Sensibilitätsstörung von segmentalem Typus (in dieser Form bei multipler Sklerose doch relativ selten) und der positive Ausfall des Queckenstedtschen Versuches — wenn auch ohne charakteristische Liquorveränderung — in die Richtung des Vorhandenseins eines Rückenmarkstumors. Wie bekannt, wurde in der letzten Zeit vornehmlich von Marburg (Mitteil. a. d. Grenzgeb. 31, 1918—19, S. 46) mit Nachdruck auf die Schwierigkeiten der Differentialdiagnose zwischen multipler Sklerose und Rückenmarkstumor hingewiesen, und zwar mit besonderer Beziehung auf das oft beiden Krankheitsbildern gemeinsame Fehlen der Bauchdeckenreflexe und Vorkommen von Nystagmus. Interessant ist die Anschauung Marburgs, daß für die Wurzeln des B. D. R. (u. P. S. R.) eine leichtere Ansprechbarkeit gegenüber Schädlichkeiten vorhanden zu sein scheint (vielleicht durch mechanische Momente bedingt), die vermehrt um die Wirkung der geänderten Liquorverhältnisse genügen dürften, um gelegentlich Symptome hervorzurufen, die eine Vielheit von Herden vortäuschen. Angaben über Vorkommen von Nystagmus bei Rückenmarkstumoren finden sich in zahlreichen Beobachtungen aus früherer und jüngster Zeit, unter anderem bei Oppenheim, Phleps, Eiselsberg-Ranzi (Arch. f. klin. Chir. 102, H. 2, Beobachtung 171), Marburg (l. c. Fall 2), ferner bei Serko in vier von fünf Fällen, bei Müller und Dattner und De Sanctis; der letztgenannte Autor fand bei Durchsicht der deutschen Literatur der Rückenmarksgeschwülste in 8,6% der Fälle Nystagmus. Über die Pathogenese des beim Rückenmarktumor auftretenden Nystagmus gehen die Ansichten auseinander. Eine verbreitete Anschauung bringt ihn mit den durch den behinderten Abfluß der Zerebrospinalflüssigkeit gesetzten Druckschwankungen in Zusammenhang, ohne damit der in manchen Fällen vorhandenen Persistenz des Symptoms Rechnung zu tragen. Ob nicht vielleicht auch toxische Momente dabei mitspielen, wie sie von Nonne bei der multiplen Sklerose für den Nystagmus haftbar gemacht werden, oder ob er, wie Serko erwähnt, mit einer durch die Kompression des Rückenmarkes gesetzten Affektion gewisser aufsteigender Bahnen zusammenhängt, läßt sich schwer entscheiden.

Die Druckempfindlichkeit der Wirbel — schon von Oppenheim als irreführendes Symptom stigmatisiert — kam lokalisatorisch nicht

in Betracht, denn erstens trat sie nur in der letzten Zeit auf, und
dann ist ihr als einem bei spinalen und anderen Affektionen sehr ver-
breiteten Symptom eine diagnostische Bedeutung nur dann beizulegen,
wenn sie primär auftritt, natürlich auch, wenn sie von Deformation
der Wirbelsäule begleitet ist. Im vorliegenden Falle waren denn auch
die druckempfindlichen Wirbel unterhalb des Tumorniveaus gelegen[1]).

Daß die Lumbalpunktion mit Druckmessung Zeichen einer Blockade
des Lumbalraumes ohne charakteristische Liquorveränderung (Stauungsliquor) ergab, ist bemerkenswert, aber kein vereinzeltes Vorkommnis.
Was die beim Kranken beobachteten Sensibilitätsstörungen anlangt,
so war ihre stärkste Ausprägung am Rumpfe in Form einer Schärpe,
die den Leib zwischen den Seifferlinien D_4 bis D_{10} umgab, offenbar
auf den von Tumor in diesem Gebiete auf die Wurzeln ausgeübten
Druck zurückzuführen.

Der Heileffekt ging im vorliegenden Falle rasch vor sich. Schon
einen Tag nach der Operation vermochte Patient die Zehen besser
zu bewegen als vor der Operation[2]), drei Wochen später ging er mit
Krücken im Zimmer herum, vier Wochen nach der Operation verließ
er zu Fuß (mit einiger Unterstützung) das Spital. Eine mäßige Ataxie
war noch vorhanden, was mit den Erfahrungen Försters übereinstimmt, der die Ataxie relativ spät schwinden sah. Die rasche Rückbildung der Krankheitssymptome entspricht der häufigen Erfahrung,
daß auch das stark komprimierte Rückenmark nach Beseitigung der
komprimierenden Ursache rasch seine Funktion wieder aufnimmt, —
freilich nicht in jedem Falle. Im obigen kommt jedenfalls der Jugend
des Patienten eine große Bedeutung für die rasche Wiederherstellung
zu[3]). Dagegen ist die Zeitdauer bis zur völligen Wiederherstellung des
Patienten (3 bis 4 Monate) trotz des günstigen Verlaufes durchaus
nicht als Rekord anzusehen, da Förster über zwei von seinen
operierten Fällen berichtet, die schon einen Monat nach der Operation
wieder hergestellt waren.

Beobachtung II. Franz Z., 23 Jahre, aufgenommen in die Nervenklinik am 2. Oktober 1923.

[1]) Des Interesses halber sei vermerkt, daß Elsberg und Stookey in
der Druckempfindlichkeit der Wirbel unterhalb des Tumorniveaus einen
Hinweis auf intraduralen extramedullären Sitz des Tumors sehen.

[2]) Auch Förster berichtete 1920 in der Jahresversammlung deutscher
Nervenärzte über eine solche Beobachtung (Fall 5).

[3]) Über eine schnelle Heilung durch Operation nach ein halbes Jahr
dauernder Kompression durch ein bohnengroßes, intradurales und extramedullär
sitzendes Psammom bei einem 44jährigen Patienten berichtete in jüngster
Zeit Otto Maas: Drei Tage nach der Operation waren schon aktive Bewegungen der Beine möglich und erfolgte Rückkehr des Gefühles in beiden
unteren Extremitäten. Die völlige Heilung erfolgte nach $2^1/_2$ Monaten.

Anamnese: Bis zur gegenwärtigen Erkrankung war Patient, abgesehen von gelegentlichem Husten, körperlich gesund. Am 1. Juli 1923 begann er nach Angabe seiner Schwester plötzlich nach einem kalten Bade über reißende Schmerzen in beiden Beinen zu klagen. Kurz nachher trat eine zunehmende Schwäche beider Beine auf. Mitte August 1923 hatte er die Gehfähigkeit bereits völlig eingebüßt. Seit September 1923 bestand Obstipation, Erschwerung der Miktion und Harnträufeln.

Status praesens: Gut genährter Patient, innere Organe und Hirnnerven normal. Er befindet sich in passiver Rückenlage, aus der er sich unter Zuhilfenahme beider Arme gerade noch langsam emporzurichten vermag. Obere Extremitäten: Motilität, Reflexe normal. Keine Ataxie, kein Intentionstremor. B. D. R. und Cremasterreflexe fehlen. Untere Extremitäten: Bis auf geringfügige Zehenbewegungen totale spastische Lähmung beider Extremitäten, Dauerspitzfuß- und Supinationsstellung beider Füße. P. S. R. r. = l. gesteigert. Kein Patellarklonus. Bei Druck auf die Patella tritt in den Kniegelenken beiderseits eine reflektorische Beugebewegung auf. A. S. R. r. = l., Babinski, Rossolimo beiderseits positiv. Oppenheim rechts positiv, links nur angedeutet. Kein Fußklonus. Oberflächensensibilität: Totale, alle Empfindungsqualitäten betreffende sensible Querschnittsunterbrechung vorne und hinten von etwas oberhalb der Seifferlinie D_6 nach abwärts. Tiefe Sensibilität der Zehengelenke aufgehoben. Auffallende Druckempfindlichkeit der Wirbeldorne D_5 bis D_7. Starke Rechtsskoliose der oberen und mittleren Dorsalwirbelsäule, jedoch ohne Fixierung. Lumbalpunktion (am 4. Oktober): Druck 180 mm Wasser, nach Ablassen von etwa 4 cm^3 Liquor sinkt der Druck auf 80 mm. Zellen: elf im Kubikzentimeter. Globulin (Roß-Jones): Bei zehnfacher Verdünnung noch Ringbildung. Normale Schwankungen der Liquorsäule beim Husten. Kompression der Halsvenen unwirksam. Wassermannreaktion in Blut und Liquor negativ. Röntgenuntersuchung der Wirbelsäule negativ.

13. Oktober. Gestern auf Injektion von $^1/_2$ mg Tuberkulin (subkutan) Fieberanstieg bis 37,3. Heute unter Schüttelfrost Temperaturanstieg bis 39,4. Keine kutane Reaktion. Die Bauchmuskulatur bretthart eingezogen. Die Brustmuskulatur ebenfalls bretthart und in dauernder tonischer Starre. Häufige reflektorische Kontraktionen der Hüft- und Kniebeuger bei Berührung der unteren Extremitäten, auch schon beim Abheben der Bettdecke.

27. Oktober. Nach den letzten Untersuchungen (die Sensibilitätsprüfung gestaltet sich beim Patienten außerordentlich schwierig) scheint es, als ob die Grenze der Temperatursinnstörung etwas tiefer als die der übrigen sensiblen Qualitäten beginnen würde (etwa vier Querfinger unterhalb des Processus xyphoideus) und als ob die Empfindung für heiß stärker gestört wäre als die für kalt. Beim Bestreichen der oberen Brustwirbelsäule mit einem feuchtwarmen Tuche zuckt Patient bei Berührung des 4. und 5. Brustwirbeldornes zusammen.

5. November. Die heute wiederholte Röntgenuntersuchung (Zentralröntgeninstitut Professor Holzknecht) ergibt: „Der 6. Brustwirbel ist hochgradig entkalkt und bietet das Bild eines schwer atrophischen Knochens bei erhaltener Form des Wirbels. Kortikale Kontur nirgends durchbrochen. Zwischenwirbelscheiben normal hoch. Das Innere des Wirbelkörpers deutlich entkalkt, doch sieht man einzelne stehengebliebene Kalkfeldchen. Genau dieselbe Veränderung, jedoch in geringerem Maße, hat auch den 7. Brustwirbel betroffen."

13. November. Lumbalpunktion: Druck unter 50 mm Wasser. Tropfenweiser Abfluß eines rötlich tingierten Liquors (frische Blutbeimengung, durch die Punktion verursacht), Kompression der Halsvenen unwirksam, zytologische und Eiweißuntersuchung wegen der Blutbeimengung nicht ausführbar.

28. November. Lagerung im Gipsbett (seit 26. Oktober) ohne merkbare Wirkung. Zum Zwecke der Sensibilitätsprüfung vorgenommene Nadelstiche erzeugen überall im Bereiche des Stammes teils rote Flecken, teils, besonders am Bauche, zahlreiche hirsekorngroße Knötchen.

7. Dezember. Kontinuierliche Adduktorenspasmen. Beim Kneifen der Adduktoren oder Bestreichen der darüber liegenden Haut treten fast regelmäßig reflektorische Beugebewegungen in den Hüft- und Kniegelenken auf. Die Spasmen der Beine sind so stark, daß sie nur mit äußerster Kraftanstrengung passiv überwunden werden können. Störung der taktilen Empfindlichkeit abwärts Seifferlinie D_7 (völlige Anästhesie), von der gleichen Höhe abwärts auch völlige Analgesie, oberhalb des Beginnes der Analgesie eine etwa fingerbreite hypalgetische Zone. Auch die Temperatursinnstörung hält die angegebenen Grenzen ein, jedoch ist sie an beiden Oberschenkeln nicht total. Auch wird dort warm häufig als kalt bezeichnet, kalt dagegen häufig richtig empfunden. Bei Stichen mit der Nadel rechts und links am Gesäß werden häufig Angaben über gleichzeitig auftretende Schmerzen am Bauche gemacht.

Zusammenfassung: Ein 23jähriger Mann erkrankt im Sommer 1923 angeblich im Anschluß an ein kaltes Bad akut an Parästhesien, reißenden Schmerzen und Schwäche der Beine. Der Zustand verschlechtert sich in den kommenden Wochen bis zur völligen Lähmung der Beine, der Blase und des Mastdarmes. Bei der Aufnahme in das Spital zeigt er brettharte Spannung der Bauchmuskulatur, eine spastische Parese der Beine mit sensibler Querlähmung, deren obere Grenze annähernd konstant D_6 bis D_7 entspricht, Druckempfindlichkeit des 5. bis 7. Dorsalwirbeldornes. Der Röntgenbefund ergibt eine auffallende Entkalkung des 6. und 7. Dorsalwirbels, die Lumbalpunktion zeigt das typische Kompressionssyndrom. Lagerung im Gipsbett, Vakzinebehandlung erweisen sich ohne Einfluß auf den Krankheitsverlauf.

Diagnostisches: Die Verlaufsart und klinische Symptomatologie des Falles wiesen trotz des etwas atypischen, ziemlich akuten Beginnes mit größter Wahrscheinlichkeit auf die Annahme eines raumbehindernden Prozesses im Wirbelkanal hin, wobei trotz der Jugend des Patienten, dem rasch progredienten Verlauf bis zur völligen Lähmung, dem Fehlen von Hirnnervensymptomen und dem Nachweis der Kompression durch die Lumbalpunktion differentialdiagnostisch gegenüber der multiplen Sklerose, den initialen Schmerzen gegenüber einem myelitischen Prozeß die entscheidende Bedeutung zukommt. Ein Wirbelprozeß war trotz des Befundes einer schweren Entkalkung und des Vorhandenseins von Druckschmerzhaftigkeit bestimmter Wirbel (wegen der Inkonstanz und ungenügender Ausprägung des Symptoms), auch wegen des andauernden Fehlens einer Kyphose oder Steifigkeit der Wirbelsäule, schließlich auch wegen des Fehlens von Destruktionserscheinungen im Röntgenbild nicht anzunehmen. Der völlige Abschluß des Wirbelkanals, das Fehlen einer ausgesprochenen dissoziierten Sensibilitätsstörung, die Konstanz des oberen Poles, schließlich auch statistische Erwägungen machten einen endomedullären Tumor wenig wahrscheinlich. Gegen die Annahme eines extramedullären Tumors ließ sich andrerseits das Zurücktreten von Wurzelschmerzen, bis zu einem gewissen Grade auch der Beginn mit beiderseitigen Lähmungserscheinungen anführen. Die Progression des Prozesses, die infolge der Blasenlähmung und des ständigen Katheterismus zu erwartenden Komplikationen ließen in jedem Falle die Laminektomie indiziert erscheinen. Als oberer Pol der vermuteten Geschwulst wurde D_5 angenommen.

Laminektomie am 12. Dezember 1923 (Hofrat Eiselsberg): Schnitt vom Dornfortsatz D_3 bis D_7. Das Unterhautzellgewebe, besonders aber die Muskulatur ist auffallend blutreich. Entfernung der Dornfortsätze D_4 bis D_7. Auch der Knochen scheint auffallend stark zu bluten. Die Dura wird am oberen Rande von D_4 normal und pulsierend sichtbar, von hier nach abwärts ist ein extraduraler Tumor zu tasten, dessen untere Grenze dem Anfang von D_7 entspricht. Während der ganzen Bloßlegung dieses Tumors blutet es heftig und auch durch Stryphnongaze nicht stillbar, vom unteren Rande des Tumors her (anscheinend aus epiduralen Venen). Nachdem der Tumor eindeutig umgrenzt ist, wird er mit dem Elevatorium von unten her abgehoben und in toto entfernt. Während die normale Dura kaudal vom Tumor bisher nicht pulsierte, scheint sich noch während der Operation auch in diesem Teile eine deutliche Pulsation einzu-stellen. Nach längerer Tamponade steht die Blutung. Eine Revision in den seitlichen Teilen der Dura bis zur Austrittsstelle der Nerven zeigt keine Tumorreste mehr. Revision der Blutung in der Muskulatur, die nach Unter-bindung einzelner Gefäße in dreifacher Schicht durch Katgutknopfnähte dicht geschlossen wird. Fortlaufende Hautnaht. Patient, der am Ende der Opera-tion erwacht, sieht sehr blaß aus. Ein rasches Absinken des Blutdruckes läßt eine Adrenalin-NaCl-Infusion (2,5) nötig erscheinen, die sofort durchgeführt wird. Gegen Ende der Operation hat der Patient außerdem noch $^3/_4$ l NaCl subkutan erhalten.

Dekursus: Die erste Zeit nach der Operation war der Puls noch kräftig, bald aber wurde er frequenter und kaum fühlbar. Patient machte einen sehr anämischen Eindruck, die Atmung begann nachzulassen. Auch nach einer Transfusion von 350 cm^3 Blut besserte sich der Zustand nicht. Künst-liche Atmung, Sauerstoff waren gleichfalls erfolglos. Zirka vier Stunden nach der Operation trat der Exitus ein.

Obduktion am 13. Dezember (Pathologisches Institut, Professor Maresch): Vom Tumor keine Reste nachweisbar, zwischen der genähten Muskulatur in der Dura deutliche Ansammlung flüssigen Blutes, welche von der Operations-stelle an hoch hinauf in den Bereich des Halsmarkes reicht. Dura ohne patho-logischen Befund. Im Subduralraum und den Leptomeningen kein pathologischer Inhalt. Im Bereich des Tumors der gesamte Querschnitt des Rückenmarks er-weicht und dünner. Pons und Medulla oblongata ohne pathologischen Befund. Allgemeine Anämie. Auf der sagittalen Sägefläche des 6. Brustwirbels die Zahl der Spongiosabälkchen stark reduziert, die vorhandenen stark verdickt und in der Hauptsache parallel zur Körperachse gestellt. In den sehr großen Markräumen ein mit vielen roten Flecken durchsetztes Gewebe. In der Spongiosa des 1. Brustwirbelkörpers eine mit gleichem Gewebe ausgefüllte Höhle.

Die Untersuchung des bei der Operation entfernten Tumors ließ ihn als flaches Gebilde von derber Konsistenz mit den Dimensionen 3 : 1,3 : 0,3 er-kennen. Mikroskopische Diagnose: Hämangioma cavernosum. In den Septen ziemlich reichliche Fettgewebszellen. Die Septen selbst vielfach verbreitert. Die Bluträume dadurch spaltförmig eingeengt, in den Räumen hie und da verkalkte Inhaltsmassen (Phlebolithenbildung).

Mikroskopische Untersuchung des Rückenmarks (Scharlach-, van Gieson-, Markscheidenfärbung): Das Maximum der Kompression zeigte sich im 6. und in den oberen Teilen des 7. Dorsalsegmentes. Im Gebiete der stärksten Kompression ist der Hinterstrang stärker betroffen als die übrigen Partien des Rückenmarksquerschnittes (hier Degenerationen älteren Datums, erkennbar an den Körnchenzellen, welche bereits aus dem Gebiete der Degeneration in die Gefäßscheiden eingewandert sind). Dementsprechend ist auch die aufsteigende Degeneration der Hinterstränge eine viel stärkere als die absteigende der Pyramidenseitenstränge. Die Kompression erstreckt sich in geringerem Maße noch auf die unteren Partien des 7. Dorsalsegmentes, und zwar sind die Zerfallserscheinungen auf das periphere Gebiet der Seitenstränge beschränkt. Nach oben ist die typische sekundäre aufsteigende Degeneration der H. S. und der Kl. S. S., nach abwärts die Degeneration der Py. S. S. festzustellen. Die Py. V. S. sind frei. Im Bereiche der stärksten Kompression sind kleine Blutungsherde in verschiedenen Gebieten des Querschnittes vorhanden. Im Zervikalmark sind Heterotopien von einzelnen Ganglienzellen in den S. S. und Gruppen von Ganglienzellen, eingebettet in graue Substanz, in den H. S. vorhanden.

Epikrise: An die Möglichkeit eines Hämangioms als einer relativ selten vorkommenden Geschwulstbildung im Rückgratskanale[1]) hatten wir nicht gedacht. Auch das Erscheinen von frischem Blut in der Lumbalflüssigkeit bei der letzten Punktion bildete keinen Grund, das Vorhandensein eines Hämangioms anzunehmen, da bekanntlich Blutbeimengungen zum Liquor als unerwünschtes, aber unvermeidbares Malheur auch bei einmaligem korrektem Einstich in den Subarachnoidalraum hie und da vorkommen. Trotzdem wird es sich in Hinkunft empfehlen, in ähnlichen Fällen mit der Möglichkeit eines Hämangioms zu rechnen und zu versuchen, durch wiederholte Punktionen eventuell frische, nicht artifizielle Blutungen im Rückgratkanale festzustellen.

Das Fehlen der B. D. R. bei auch histologisch nachgewiesener Hauptkompression in D_7 ist erwähnenswert. Die sich aus zahlreichen Beobachtungen in der Literatur ergebende leichte Ansprechbarkeit der B. D. R. für verschiedene, das Rückenmark treffende Noxen (siehe die oben zitierte Arbeit Marburgs) und die aus ihr resultierende Prädilektion für Fernwirkungen macht es zur Pflicht, beiderseitigen Ausfall der Bauchdeckenreflexe nur mit großer Vorsicht zur Niveaudiagnose eines Rückenmarktumors zu verwenden.

Besonders ausgeprägt waren in diesem Falle reflektorische, schon bei geringfügigen Hautreizen, aber auch spontan auftretende tonische Krämpfe der Abdominal- und Extremitätenmuskulatur. Solche als

---

[1]) Lennep (Über Rückenmarkstumoren, Inaug. Diss. Bonn 1920, ref. Deutsche Zeitschr. f. Chir. 160, S. 137) fand unter 153 Tumoren nur fünf Angiome.

Seitenstrangreizsymptome aufzufassende Krämpfe sind sowohl bei extramedullären (siehe Oppenheim, Diagnostik, Fall 6), als auch bei intramedullären Tumoren (H. Schlesinger, zitiert bei Fleck) beobachtet worden. Insbesondere die Bauchmuskulatur befand sich bei unserem Patienten in einem fast kontinuierlichen Zustande tonischer Starre, wie ich ihn bei anderen, im gleichen Segmentbereich lokalisierten Rückenmarktumoren nicht wieder beobachten konnte. Ähnlich beobachtete Söderbergh einen Fall, bei dem die Bauchmuskeln in der Regel bretthart gespannt waren „fast wie bei einem frisch perforierten Ulcus ventriculi" (es handelte sich um eine 48jährige Frau mit einer spastischen Paraparese, einer seit Krankheitsbeginn vorhandenen, das Krankheitsbild einleitenden und progredienten Neuralgie in D_7, einer Sensibilitätsstörung, die bis zur Seifferlinie D_{10} reichte und dem seltenen Befunde einer leichten Parese, sowie faradischen Untererregbarkeit des linken Musc. obliquus abdominis externus, bei der der genannte Autor eine extramedulläre, mit ihrem oberen Pol links vorn in der Höhe D_7 gelegene Geschwulst richtig diagnostizierte). Söderbergh hebt die Ähnlichkeit mit einem Falle Oppenheims hervor, bei dem an einer Seite des Bauches atrophische Parese mit elektrischen, eventuell sensiblen Störungen vorhanden war, und der entsprechende Reflex fehlte (in Oppenheims Fall betraf die oberste Wurzelläsion die Höhe D_8). Das Kuriosum des Falles Söderberghs liegt darin, daß hier nur die 7. Dorsalwurzel komprimiert und demgemäß eine Parese des obersten Teiles der linken Bauchwand nachzuweisen war. Objektive Sensibilitätsstörungen fehlten in diesem Gebiete, da nur die Schädigung einer Wurzel festzustellen war. Die Hypertonie der Bauchmuskeln und die spastische Paraplegie war, wie Söderbergh meint, durch die Kompression der Medulla spinalis — und der vorderen 8. Dorsalwurzel? — bedingt. In unserem Falle war entsprechend der mehr gleichmäßigen Markkompression durch eine extradurale Geschwulst eine isolierte radikuläre Kompression nicht anzunehmen, die exzessive Hypertonie der Bauchmuskulatur — sei sie durch Mark — sei sie durch Wurzelkompression bedingt — ergab ein wertvolles Lokalsymptom für den Segmentbereich der Kompression. Für besonders erwähnenswert halten wir es noch, daß sich im vorliegenden Falle die Auslösbarkeit von lebhaften Abwehrreflexen im Gebiete der ganzen Abdominalmuskulatur im Sinne der Methode von Babinski und Jarkowski zur Bestimmung des unteren Tumorpoles verwerten ließ, indem tatsächlich die für die Bauchmuskulatur in Betracht kommenden Segmente VIII bis XII von der Kompression frei waren, während uns in anderen Fällen die französische Methode im Stiche ließ.

Der rasche Exitus erscheint durch den Obduktionsbefund nicht völlig geklärt, der Annahme einer Druckwirkung des ausgetretenen Blutes auf wichtige Zentren des Halsmarkes steht die relativ geringe Menge des ausgetretenen Blutes und das Freibleiben des Subduralraumes entgegen.

Hinsichtlich des mikroskopischen Befundes ist bemerkenswert, daß trotz der klinisch vorhandenen totalen Querläsion die Pyramidenbahn nicht vollständig zerstört war, was der Erklärung mancher staunenswert raschen und vollständigen Restitution nach der Operation eines Rückenmarktumors dienlich sein kann, und sich auch mit den Befunden von Purves Stewart, James et G. Riddoch deckt, die das relativ häufige Vorkommen leichter anatomischer Veränderungen auch in Fällen, in denen klinisch eine vollständige Paraplegie bestand, hervorheben und meinen, daß selbst in einem Stadium, wo die Achsenzylinder ihre Myelinscheiden verlieren, und in den Nervenzellen Ödem auftritt, eine Wiederherstellung der Funktion nicht unmöglich ist.

Kann demnach, wie hinlänglich bekannt, aus den klinischen Symptomen der Querläsion auf eine völlige Zerstörung des Markes keineswegs geschlossen werden, so zeigt umgekehrt ein jüngst veröffentlichter Fall von Souques et Blamoulier, daß im Widerspruch zum Bastianschen Gesetz in einem Fall, in dem durch Druck eines Fibroglioms der Arachnoidea das untere Dorsalmark (D_{10}) auf eine dünne Lamelle reduziert war, eine ausgesprochene spastische Paraplegie vorhanden war, was die Autoren so erklären, daß infolge der sich langsam entwickelnden Kompression der lumbale Automatismus zur vollen Entfaltung gelangt sei. Ob die in unserem Falle gefundenen Heterotopien als Zeichen einer Entwicklungsstörung mit der Entwicklung des Hämangioms, das gleichfalls auf der Basis einer Entwicklungsstörung entstehen soll, in einem biologischen Zusammenhang stehen, halten wir uns nicht für kompetent zu beurteilen; wir wollten nur die Möglichkeit eines eventuellen Zusammenhanges angedeutet haben.

b) Intradural gelegene Tumoren

Beobachtung III. Wilhelm St., 18 Jahre, Aufnahme in die Nervenklinik am 22. August 1918.

Anamnese: Patient litt vor zwei Jahren nach einer fieberhaften Erkrankung (Influenza?) vorübergehend an sehr heftigen Rückenschmerzen, später an gesteigerter Ermüdbarkeit beim Gehen und Schwäche des linken Fußes. In den letzten Wochen vor der Aufnahme rapide Verschlechterung des Ganges und Erschwerung der Miktion (der Harnstrahl wird öfters unwillkürlich unterbrochen).

Status praesens: Mittelgroßer, magerer, mäßig genährter Patient. Interner Befund normal. Rechte Pupille etwas enger als die linke. Beiderseits prompte Lichtreaktion. Beim Blick nach links tritt ein leichter kurzdauernder

Nystagmus rotatorius auf. Sonstiger Hirnnervenbefund negativ. Obere Extremitäten ohne pathologischen Befund. B. D. R. nur spurweise rechts oben auslösbar. Untere Extremitäten: Beiderseits spastische Parese, rechts stärker ausgesprochen als links, die Füße, besonders der linke, in leichter Spitzfußstellung. Tiefe Reflexe sehr gesteigert, links Fußklonus positiv, Babinski beiderseits positiv. Häufig auftretende unwillkürliche Kontraktionen in allen Muskelgruppen beider Beine. Über dem linken Knie sowie am Rücken in der Höhe des 4. Lendenwirbels vereinzelte, oberflächlich sitzende Hauttumoren mit teilweiser oberflächlicher Pigmentierung (die später durchgeführte histologische Untersuchung ließ sie als Myofibrome erkennen). Oberflächensensibilität: Links besteht Hypästhesie für alle Qualitäten etwa von D_7 nach abwärts, rechts nur ein hypästetischer Gürtel von D_7 bis D_{11}. Lumbalpunktion am 26. August 1918: Druck 240 mm, bei Kompression am Halse langsames, mit der Atmung zusammenfallendes, stoßweißes Ansteigen bis zirka 500 mm. Nach Ablassen von zirka $5^1/_2$ cm^3 Liquor ist der Druck noch 230 mm. Liquor farblos, klar, 13 Zellen im Kubikzentimeter, Ross-Jones bei zwölffacher Verdünnung noch positiv. Gesamteiweiß zirka $3^0/_{00}$. Röntgenbefund (Zentralröntgeninstitut Professor Holzknecht): Die einander zugekehrten Körperränder der rechten Seite des 3. und 4. Brustwirbels sind abgeschrägt und durch Auflagerungen verstärkt. Das Spatium intervertebrale an dieser Stelle verschmälert. Unsere Diagnose lautete auf einen raumbeschränkenden, das Rückenmark von D_5 abwärts komprimierenden Prozeß. Da Patient einen operativen Eingriff verweigerte, wurde er am 29. August 1918 in seine Heimat entlassen.

Am 4. Oktober 1919 ließ er sich abermals auf die Nervenklinik aufnehmen. Er gab an, daß sich sein Zustand in der Zwischenzeit stetig verschlechtert habe, so daß er trotz einer Hg-Jodbehandlung seit drei bis vier Monaten gar nicht mehr gehen könne.

Status praesens: Tonus beider unteren Extremitäten hochgradig gesteigert. Aktive Bewegungen im Hüftgelenk noch in geringerem Grade möglich, und zwar links besser als rechts, sonst aber totale Lähmung der Extremitäten. Beide Füße in Equinovarusstellung fixiert. Hochgradige reflektorische Übererregbarkeit aller Muskelgruppen, die auf irgend einen Reiz hin auftretenden Spasmen oft von einer Muskelgruppe auf eine andere überspringend. Bei Bestreichen der Bauchhaut tritt ein fibrilläres Wogen der Bauchmuskulatur auf, das längere Zeit anhält. B. D. R. fehlen. Cremasterreflexe fehlen. Kniesehnenreflexe beiderseits sehr gesteigert. A. S. R. fehlen. Babinski beiderseits positiv. Tiefe Sensibilität der Zehen fehlt. Starke Zunahme der Sensibilitätsstörung für alle Qualitäten, die nun unter annähernder Beibehaltung der früheren oberen Grenze beide Beine — das rechte unter Aussparung der Segmente L_5 bis S_5 — betrifft.

Zusammenfassung: Ein 18jähriger junger Mann erkrankte im Jahre 1916 im Anschluß an eine Grippe mit sehr heftigen, aber bald vorübergehenden Rückenschmerzen, an die sich kurz darauf Ermüdbarkeit beim Gehen, insbesondere Schwäche des linken Beines anschließt, die bis zum August 1918 zu hochgradiger Gehschwäche führt. Der neurologische Befund um diese Zeit ergibt eine spastische Parese beider unterer Extremitäten (rechts mehr als links), Fehlen der B. D. R. bis auf eine Spur rechts oben, die Lumbalpunktion: Zellvermehrung, Eiweißvermehrung und Verlangsamung des Anstieges des Liquors bei Halskompression. Im Röntgenbilde zeigten sich Veränderungen des

3. und 4. Brustwirbels im Sinne eines Destruktivprozesses. Es bestand
ferner Herabsetzung der Oberflächensensibilität, rechts anfänglich von
D_7 bis D_{11}, links von D_7 bis ganz in die Peripherie reichend. Überdies fanden sich über den Körper verstreut mehrere Hauttumoren, die
histologisch als Myofibrome qualifiziert wurden. Deutliche Progredienz
der sensiblen und motorischen Störungen.

Diagnostisches: Der langsame, aber deutlich progrediente Verlauf des Leidens, die durch das Resultat der Lumbalpunktion wahrscheinlich gemachte Blockierung der Rückenmarkshöhle, nicht zuletzt
auch das Vorhandensein von multiplen Hauttumoren, sprachen für
einen Tumor des Rückenmarks, dessen Höhe sich aus der im Verlaufe
einer über ein Jahr sich erstreckenden Beobachtung konstant bleibenden
oberen Grenze der Sensibilitätsstörung ergab. Trotz des Zurücktretens
der Schmerzen im Krankheitsbilde mußte in Anbetracht der gleichmäßigen Beeinträchtigung aller sensibler Qualitäten und des asymmetrischen Beginnes an einen extramedullären Tumor gedacht werden.
Ein Wirbeltumor war nicht anzunehmen, weil weder Steifigkeit noch
Druckempfindlichkeit der in Betracht kommenden Wirbelabschnitte bestand, und weil die am Röntgenbilde konstatierten Veränderungen zu
wenig charakteristisch waren. Da die Progredienz des Prozesses ein
chirurgisches Eingreifen angezeigt erscheinen ließ, wurde Patient auf
die I. chirurgische Klinik transferiert.

Operation am 13. Oktober 1919 (Hofrat Eiselsberg): Entfernung des
3. und 4. Dorsalwirbels und Eröffnung der Bogen. Dura pulsiert nicht. Nach
Inzision der Dura zeigt sich eine grünliche Blase, die im Rückenmark zu
liegen scheint. Bei vorsichtiger Präparation wird das obere Ende der Blase,
die mit einem soliden Tumor zusammenhängt, freigemacht, wobei sie einreißt
und sich gelbe Flüssigkeit entleert. Es zeigt sich, daß sie ein Teil eines
Tumors ist, der bröckelig und weich sich nach unten zu verfolgen läßt. Es
muß noch ein Wirbelbogen entfernt werden (5.), um an das untere Ende des
Tumors zu gelangen, der in seiner Gesamtheit zirka 6 *cm* lang ist. Er wird
stückweise mit dem scharfen Löffel entfernt, bis schließlich mit einem größeren
Stück eine deutliche Membran um den Tumor herum sich entfernen läßt.
Der Tumor selbst ist, wenn man ihn rekonstriert, von der Dicke eines Bleistiftes und besteht aus einer rötlichen, weichen Masse. Die histologische Untersuchung desselben ergab ein von den Rückenmarkshäuten ausgehendes Fibrosarkom.

27. Oktober. Normaler Heilungsverlauf, die Sensibilitätsprüfung ergibt
oberhalb der früheren Sensibilitätsgrenze (D_7) eine die Segmente D_5 bis D_6
betreffende Zone herabgesetzter Empfindlichkeit. Harnverhaltung und Stuhlinkontinenz.

10. Dezember. Seit Ende vorigen Monats spontane Harnentleerung.

Status praesens: Schlaffe Paraparese der unteren Extremitäten mit
Areflexie und positivem Babinski. Sensibilitätsstörung für alle Qualitäten,
die in der Mitte ungefähr bis zum Processus xyphoideus, lateral bis zu den
Rippenbogen reicht. Beim Stechen der Bauchhaut mit der Nadel tritt gelegent-

lich eine leichte Einziehung der Bauchdecken, und zwar lateral vom Nabel auf. Automatische Blasenentleerung ohne Mahngefühl.

23. Dezember. Patient wird in seine Heimat entlassen. Laut einer uns zugekommenen schriftlichen Mitteilung seiner Mutter ist er dort am 11. Jänner 1920 „infolge der Blasenlähmung" gestorben. Nähere Angaben über das Terminalstadium der Krankheit konnten wir nicht erhalten.

Epikrise: Auffallend ist in diesem Falle das Zurücktreten neuralgischer Schmerzen. Nur zu Beginn bestanden Rückenschmerzen. Diese sollen nach den Ermittlungen Serkos als Ausdruck einer Affektion der Wirbelsäule oder der Dura vorwiegend bei extraduralen Tumoren vorhanden sein, kommen aber bei spinalen Affektionen jeglicher Art so häufig vor, daß sie als Mittel differentialdiagnostischer Erwägungen nicht anwendbar sind. Bemerkenswert ist auch die — für die rechte Körperhälfte durch unsere Beobachtung erwiesene — deszendierende Entwicklung der Sensibilitätsstörung, die, da nach der Flatauschen, ziemlich allgemein akzeptierten Lehre ein exzentrisch wirkender Druck zunächst die langen, von unten kommenden Bahnen trifft, und also eine aszendierende Lähmung zur Folge haben muß, in unserem Falle mit einem mehr in dorsoventraler Richtung, und zwar wegen der rechts nur die Segmente D_7 bis D_{11} betreffenden Sensibilitätsstörung hauptsächlich links wirkenden Drucke der Geschwulst zu erklären wäre (leider ermöglicht der Operationsbericht keine Vorstellung von der Lage des Tumors an der Zirkumferenz des Rückenmarks). Die atypische deszendierende Entwicklung der Sensibilitätsstörung, der auch das zwei Monate nach der Operation konstatierte Zurückweichen der oberen Sensibilitätsgrenze entsprach — die Rückbildung der Störung scheint also nicht immer ein Negativ des Typus ihrer Entwicklung zu sein — erklärt auch die in diesem Falle vorhandene Aussparung der untersten Sakralsegmente, indem — ein dorsoventral wirkender, die zentral gelegenen, den oberen Rumpfpartien angehörigen Fasern des Tractus spinothalamicus zunächst affizierender Druck vorausgesetzt — die sensible Ausschaltung noch nicht bis in die sakralen Partien gedrungen war.

Von allgemein pathologischem Interesse ist die Frage nach einem eventuellen Zusammenhang zwischen den bei dem Patienten gefundenen Hauttumoren und dem exzidierten Rückenmarkstumor. Leider liegt eine genaue histologische Beschreibung des aus der Haut exzidierten Tumors nicht vor. Der verlockenden klinischen Annahme einer einheitlichen histologischen Grundlage der in der Haut und im Spinalraum gefundenen Tumoren steht die in beiden Fällen verschiedene histologische Diagnose (Fibromyom-Fibrosarkom) nur scheinbar entgegen. Denn man könnte an die Möglichkeit denken, daß bei wiederholten Untersuchungen auch Geschwülste mit spezifisch nervösen Elementen gefunden worden wären, und daß der Krankheitsprozeß als

Neurofibromatose aufzufassen wäre, um so mehr, als — zitiert nach
Reichmann — nervöse Elemente bei älteren und größeren Recklinghausenschen Tumoren in der Regel fehlen sollen, und nach der heutigen
Auffassung für die Diagnose der Recklinghausenschen Krankheit die
histologischen Besonderheiten nicht so stark ins Gewicht fallen, wie
die Tatsache, daß man multiple Geschwülste an den Prädilektions-
stellen der Recklinghausenschen Krankheit findet.

Was die bei der Operation gefundene, mit dem Tumor zusammenhängende Blase anlangt, so ist sie mit Wahrscheinlichkeit als zystische
Liquorabsackung (Mening. serosa) anzusehen — auch Barkmann
konnte bei der Operation eines intraduralen Fibrosarkoms eine solche
Blase feststellen —, die für die Entstehung der postoperativen schlaffen
Lähmung wegen ihres dorsalen Sitzes vielleicht nicht ohne Bedeutung war.

Der nachstehende, zweimal laminektomierte Fall kam erst zur
Nachbehandlung nach der ersten Operation auf unsere Klinik. Die Indikation zur ersten Laminektomie war von der Klinik Chvostek gestellt worden, deren Chef, Herrn Prof Chvostek, wir für die Überlassung der Krankengeschichte zu Dank verpflichtet sind.

Beobachtung IV. Agnes K., 47 Jahre alt, aufgenommen auf die Klinik
Chvostek am 21. Oktober 1918. Im Jahre 1915 erkrankte die Patientin mit
„rheumatischen“ Schmerzen der Schultergegend, des Rückens und beider Arme,
später auch der Beine. Diese wurden allmählich steifer, und zwar erst das
rechte, später das linke. Trotz Behandlung mit Schwefelbädern, Heißluft, Elek-
trizität und Quecksilber verschlimmerte sich der Zustand. Der an der Klinik
Chvostek bei der Aufnahme erhobene Nervenbefund ergab: Motorische Kraft
der unteren Extremitäten stark herabgesetzt (und zwar rechts mehr als links).
B. D. R. fehlend, P. S. R. beiderseits stark gesteigert, rechts und links Patellarklonus, rechts Babinski positiv. Sensibilität: Links von Seifferlinie D_5 kaudalwärts leichte Hyperästhesie + ausgesprochene Thermhyperästhesie, rechts nur
leichte Thermhypästhesie und Hypalgesie von D_5 nach abwärts.

Dekursus: 3. Jänner 1919. Eine zwischen 20. November und 3. Jänner
vorgenommene Schmierkur blieb ohne Erfolg. Starkes Ziehen in den Beinen,
Spannungsgefühl im Bauche, hochgradige Schwäche der Beine, so daß Patientin
nicht stehen kann.

25. Jänner. Hypästhesie und -algesie der Hautoberfläche vorne von etwa
drei Querfinger oberhalb des Nabels nach abwärts. Thermhypästhesie vorne
beiderseits von der Mamillarlinie beginnend und bis in die Peripherie reichend,
entsprechende Sensibilitätsstörung an der hinteren Körperseite. P. S. R. beiderseits gesteigert, rechts mehr als links, beiderseits Patellarklonus, links Fußklonus angedeutet.

20. Februar. Totale Paraplegie der unteren Extremitäten. Zeitweilige
fibrilläre Zuckungen im rechten Oberschenkel. Tiefe Sensibilität der unteren
Extremitäten stark gestört. Fast völlige Herabsetzung der kutanen Empfindlichkeit von D_5 kaudalwärts, wobei die obere Grenze der Anästhesie um ein
bis zwei Segmente tiefer steht, als die der Analgesie und der Thermhypästhesie.

10. März. Lumbalpunktion: Liquor klar, Druck gesteigert, Nonne-A. +,
Pandy +++, drei Zellen im Kubikzentimeter.

4. Juni. Lumbalpunktion: Stark erhöhter Druck, Kompression der Halsvenen unwirksam, acht Zellen im Kubikzentimeter, Nonne-A. +, Pandy ++.

12. Juni wurde die Patientin mit der Diagnose: „Tumor medullae spinalis in der Höhe der oberen Dorsalsegmente" zwecks Laminektomie auf die Klinik Eiselsberg transferiert.

Laminektomie am 20. Juni 1919 (Hofrat Professor Eiselsberg): Bloßlegung und Entfernung des 2. bis 5. Dorsalwirbeldornes, Dura pulsiert nicht. Nach der Eröffnung außer einer mäßigen Meningitis serosa circumscripta mit mäßigen Verwachsungen der weichen Rückenmarkshäute nichts zu sehen. Erst nach stärkerer Neigung des Kopfes nach vorne sieht man auf der rechten Seite des Rückenmarkes zwischen zwei Wurzeln eine Vorwölbung. An dieser Stelle wird die innig verwachsene Dura vom Rückenmark vorsichtig abgelöst und eine rotgraue sulzige Masse gesichtet, welche fest mit der Innenfläche der Dura verwachsen, von vorne und der rechten Seite her das Rückenmark zwischen D_4 und D_5 hochgradig komprimiert. Nach der Entwicklung des oberen Poles der Geschwulst stürzt ein großes Quantum Liquor, das oberhalb angesammelt war, hervor.

Die histologische Untersuchung des entfernten Tumors ergab ein psammöses Endotheliom.

Fünf bis sechs Wochen nach der Operation Beginn von Zehenbewegungen.

26. September. Zwecks Nachbehandlung Transferierung auf die Nervenklinik.

Status praesens: Etwas fettleibige Patientin. Beim Versuche der Patientin, sich aufzusetzen, erfolgt keine Anspannung der Bauchmuskulatur. B. D. R. fehlen. Rechte untere Extremität bis auf eine minimale Plantarflexion des Fußes und der Zehen aktiv unbeweglich. Links geringe Beugung im Kniegelenk, geringe Plantar- und Dorsalflexion im Fußgelenk möglich. Das im Knie gestreckte linke Bein kann nicht von der Unterlage gehoben werden. Beträchtlicher Rigor beider Extremitäten, rechts stärker als links. Rechts und links Patellar- und Fußklonus. Babinski rechts und links angedeutet. Deutliche Lagegefühlsstörungen beider Beine. Sensibilität: Rechts eine von D_4 bis D_6 reichende hypästhetische Zone, von D_6 nach abwärts Hyperästhesie. Links von D_4 bis etwa L_2 Hypästhesie, von da nach abwärts völlige Anästhesie. Von D_4 bis D_6 Hypalgesie und Thermhypästhesie, von da nach abwärts Analgesie bzw. Thermanästhesie. Bis zum Ende des Jahres 1919 zeigte sich unter Behandlung mit Massage und Faradisation eine langsam fortschreitende Besserung der Beweglichkeit der linken unteren Extremität. Das gestreckte Bein konnte für kurze Zeit auf zirka 10 *cm* Höhe gehoben werden, die aktiven Zehenbewegungen wurden ausgiebiger. Die Spasmen blieben unverändert, und zwar rechts immer stärker ausgeprägt als links. Subjektiv wurde von der Patientin häufig über ein Gefühl der Spannung in der Taille und über unwillkürliche Kontraktionen der Beine geklagt.

Ende Mai 1920. Patientin kann sich bereits mit Unterstützung der Arme im Bette aufsetzen und die sitzende Position beibehalten. Die B. D. R. fehlen. Untere Extremitäten: Patientin vermag das gestreckte rechte Bein bereits etwa $^1/_4$ *m* von der Unterlage zu heben. Das linke annähernd in normalem Ausmaße. Aktive Plantar- und Dorsalflexion des Fußes rechts noch sehr schwach, links annähernd normal. Der rechte Fuß in fixierter Spitzfuß- und Supinationsstellung. Aktive Hebung des rechten äußeren Fußrandes nicht möglich. Sensibilität: Links von der 6. Rippe nach abwärts taktile Empfindung mäßig herabgesetzt, Schmerzempfindung aufgehoben. Temperaturempfindung beträchtlich gestört (häufige Verwechslung von warm und kalt, wobei sich die Empfindung warm als weniger gestört erweist). Rechts taktile Empfindung qualitativ etwas verändert (stumpfe Berührungen mit der Nadel werden oft als kratzend bezeichnet). Schmerzempfindung und Temperaturempfindung normal.

Ende Dezember 1920. Patientin macht bereits seit Ende Juni fleißige Übungen in der Gehschule, vermag aber nur mit dem linken Fuß ordentlich aufzutreten, während der rechte Fuß schleudernd auf den Boden aufgesetzt und der laterale Fußrand nicht entsprechend gehoben wird. Muskeltonus rechts gesteigert, der Tonus des linken Beines annähernd normal.

Anfangs Mai 1921. In den letzten Monaten langsame Zunahme des Gehvermögens. Patientin bewegt sich, auf zwei Stöcke gestützt, ziemlich sicher durchs Zimmer. Grenze der Sensibilitätsstörung unverändert.

18. Mai 1922. Patientin vermag bereits, auf einen Stock gestützt, relativ sicher zu gehen. Subjektiv besteht ein Gefühl der Steifheit im ganzen Körper. Auch über Kribbeln und Ameisenlaufen im rechten Bein wird geklagt.

Status praesens: Mit der linken unteren Extremität sind bereits sämtliche Bewegungen fast in normalem Ausmaße, wenn auch verlangsamt und mühsam, ausführbar. Rechts Beugung im Kniegelenk mangelhaft, Heben von der Unterlage, etwa einem Winkel von 60° entsprechend. Die mühsamen und unausgiebigen Bewegungen im rechten Sprunggelenk werden durch unwillkürliche Mitbewegungen (Adduktions- und Abduktionsbewegungen) kompliziert. Rechts starker Rigor, links ist der Muskeltonus vielleicht etwas erhöht. Die Sensibilitätsstörung hält noch die alten Grenzen ein, jedoch besteht nirgends mehr eine totale Herabsetzung der einzelnen Empfindungsqualitäten.

14. Juli 1922. Die obere Grenze der Sensibilitätsstörung entspricht beiderseits etwa der Seifferschen Linie D_6. Von da nach abwärts bis etwa D_{12} ist eine quantitative Besserung der Empfindlichkeit, und zwar links deutlicher als rechts, zu konstatieren.

12. September 1922. Patientin kann bereits ganz ohne Stütze gehen. Der rechte Fuß wird nachgezogen. Die aktive Beweglichkeit im rechten Fußgelenk ist noch relativ stark behindert, Zehenbewegungen sind rechts noch nicht ausführbar. Gelegentlicher imperativer Harndrang, Sphinkterschwäche.

2. Februar 1924. Während ihrer Gehübungen stürzte Patientin am Gange zu Boden. Flüssigkeitserguß im rechten Knie, Gipsverband. Nach Rückgang der Schwellung im rechten Kniegelenk (Anfang März 1924) zeigt sich, daß die Motilität der rechten unteren Extremität wieder fast gänzlich aufgehoben und die der linken stark herabgesetzt ist. P. S. R. gesteigert, rechts Patellarklonus, A. S. R. gesteigert, beiderseits Fußklonus. Tiefensensibilität der rechten unteren Extremität (auch im Sprung- und Kniegelenk) fast aufgehoben, links in den Zehengelenken deutlich herabgesetzt. Die Sensibilitätsstörung, deren obere Grenze jetzt etwa in D_5 liegt, zeigt nach wie vor den Brown-Sequardschen Typus. Patientin klagt über starke Schmerzen, die von der rechten Lumbalgegend in die Umgebung ausstrahlen. Sie ist kaum mehr imstande, in der Gehschule mit größter Anstrengung einige Schritte zu machen.

12. Mai. Aktive Beweglichkeit rechts bis auf die Spur einer Zehenbewegung komplett gestört, links sind nur leichte Drehbewegungen des Fußes und zeitweilig auch eine geringgradige Beugungsfähigkeit im Kniegelenk vorhanden. Lumbalpunktion: Druck gesteigert, Halsvenenkompression nicht wirksam, eine Zelle im Kubikzentimeter, Globulin negativ. Gesamteiweiß: sieben Teilstriche des Nisselröhrchens, Wassermann im Serum und Liquor negativ.

24. Juni. Schwere Inkontinenzerscheinungen, Klagen über starke Schmerzen im Rücken. Hochgradige Reflexerregbarkeit beider spastisch gelähmter Beine. Die Sensibilitätsprüfung ergibt eine schwere Herabsetzung der kutanen Empfindlichkeit von D_2 nach abwärts, und zwar liegt die obere Grenze der

Analgesie und thermalen Hypästhesie in D_2, die der Hyp-, bzw. Anästhesie um zwei Segmente tiefer.

Zusammenfassung: Die 47 jährige Patientin erkrankte im Herbste 1915 mit ziehenden Schmerzen der Schultern, Arme und Beine. Bald entwickelten sich Schwäche des rechten Beines und Gefühlsstörungen, später auch Schmerzen des linken Beines. Im Jahre 1918 war der Krankheitsprozeß zu einer spastischen Paraparese der Beine und einer von Seifferlinie D_5 kaudalwärts reichenden, alle sensiblen Qualitäten betreffenden Sensibilitätsstörung, nebst Blasen- und Mastdarmbeschwerden gediehen. Am 20. Juni 1919 wurde eine Laminektomie des 2. bis 5. Dorsalwirbels vorgenommen und ein intradurales, dem Rückenmark rechts seitlich anliegendes psammöses Endotheliom entfernt. Nach der Operation trat unter entsprechender Behandlung eine langsame Besserung der Blasenstörung, der Gefühlsstörung und des Gehvermögens ein. Im Verlaufe der Rückbildung entwickelte sich ein Brown-Sequardsches Zustandsbild, welches stationär blieb. Im Juni 1922 konnte die Patientin kurze Strecken bereits ohne Unterstützung gehen. Anfangs Februar 1924 stürzte sie infolge ihrer Ungeschicklichkeit zu Boden, worauf sich der Zustand in ungefähr drei Monaten bis zum Auftreten einer völligen Lähmung verschlechterte. Ende Juni 1924 bestand eine ausgeprägte spastische Paraplegie der Beine, nebst einer bis zur oberen Grenze der Seifferlinie D_2 reichenden Anästhesie, Analgesie und Thermanästhesie der linken und einer Hypästhesie und Hypalgesie der rechten Körperseite.

Da die geschilderten Symptome mit größter Wahrscheinlichkeit ein Tumorrezidiv vermuten ließen (insbesondere schien der relativ langsamen Entwicklung einer völligen Lähmung der Beine auf das relativ belanglose Trauma hin Bedeutung für die Annahme eines Tumorrezidivs zuzukommen), wurde die Patientin zwecks Vornahme der Lipiodolprobe nach Sicard auf die Klinik Eiselsberg transferiert.

Am 4. Juli wurde diese vorgenommen. Die Röntgenuntersuchung knapp nach der Lipiodolinjektion zeigte das ganze Lipiodol in der Höhe der Intervertebralscheibe zwischen dem 7. Hals- und 1. Brustwirbel. Zwei Tage später fanden sich nur geringe Reste ebenda und in der Höhe des 7. Brustwirbels, das Hauptdepot in der Höhe des 1. Sakralsegmentes.

23. Juli. Laminektomie (Hofrat Professor Eiselsberg). An der Stelle der alten Laminektomie liegt dem Rückenmark starres Narbengewebe auf. Nach Freilegung des Rückenmarks zeigt sich ungefähr in der Höhe des 4. und 5. Halswirbels ein haselnußgroßer, weicher Tumor, der entfernt wird.

Histologische Untersuchung des Tumors (Dozent Dr. Priesel): Ein Teil der Gewebstückchen besteht zur Gänze aus kernarmem fibrösen Gewebe, die übrigen Partien entstammen einem zellreichen sogenannten Duraendotheliom mit reichlichen Psammomkugeln.

P. operat.: Normale Temperatur, Befinden der Patientin gut.

2*

23. September. Subjektiv gutes Befinden. Patientin kann bereits sitzen und bewegt ein wenig die Zehen des linken Fußes. Behandlung mit Dauerkatheter und Blasenspülung. Stuhlgang erfolgt nur auf Medikation[1]).

Epikrise: Der langsamen Entwicklung des Leidens entsprach auch im vorliegenden Falle eine relativ langsam fortschreitende Restitution. Im Vergleich mit den zum Teil überraschend bald nach der Operation eintretenden und vollkommenen Heilungen der Literatur nach operierten Rückenmarkstumoren erscheint es merkwürdig, daß die Patientin zwei Jahre nach der Operation erst so weit war, sich auf zwei Stöcke gestützt, fortbewegen zu können, und daß sie erst drei Jahre nach der ersten Operation ohne Unterstützung — wenn auch mühsam — zu gehen vermochte. Die oft hervorgehobene rasche Erholungsfähigkeit des komprimierten Rückenmarks unterliegt eben zweifelsohne auch starken individuellen Verschiedenheiten und ist von individuellen Bedingungen abhängig, unter denen dem relativ reifen Alter der Patientin sicher eine Rolle zufällt. Immerhin konnte, gefördert durch die in diesem Falle besonders intensive Nachbehandlung, bis zum Eintritt des Rezidivs ein schönes Resultat erzielt werden. Es empfiehlt sich daher, allen operierten Fällen, bei denen eine Rückkehr der Funktion zunächst nicht eintritt, eine intensive und geduldige Nachbehandlung angedeihen zu lassen. Der, wenn auch sehr langsame, so doch stetige Fortschritt nach der ersten Operation macht es sehr wahrscheinlich, daß die Wiederherstellung der Funktion noch weitere Fortschritte gemacht hätte, wenn das Tumorrezidiv nicht aufgetreten wäre[2]), und läßt der Hoffnung Raum, daß die derzeitige, ungemein langsame Restitution noch weitere Fortschritte machen werde. Der unter relativ günstigem Befinden der Patientin verlaufene Zeitraum von über 4 Jahren von der ersten Laminektomie bis zum Auftreten des Rezidivs ist ein Erfolg, der dem chirurgischen Eingriff gutgeschrieben werden muß. Inwieweit und ob zwischen dem Sturz der Patientin und dem Auftreten des Rezidivs ein kausaler Zusammenhang besteht, ist natürlich schwer zu sagen. Wiederholte Hinweise der Literatur auf zeitliche

---

[1]) Bei einer Ende März 1925 vorgenommenen Kontrolluntersuchung erwies sich das linke Bein in allen Gelenken in mäßigem Grade bereits aktiv beweglich, das rechte nahezu unbeweglich; die kurz vorher vorgenommene Lumbalpunktion ergab einen in bezug auf Beschaffenheit des Liquors und Wegsamkeit des Lumbalraumes vollständig normalen Befund.

[2]) Aus der Literatur der jüngsten Zeit ist eine Beobachtung von Antoni zu erwähnen (Fall 25), wo bei einer 64jährigen Frau, die an einem Endotheliom in der Höhe D_1 bis D_2 erkrankt war, innerhalb drei Jahren infolge von Rezidiven drei Operationen vorgenommen werden mußten. Zwei Monate nach der letzten Operation war sie so weit, daß sie auf zwei Personen gestützt gehen konnte. Eiselsberg-Ranzi erwähnen eine Beobachtung (Spindelzellensarkom), bei der ein Jahr nach der Operation keine Besserung eintrat, dann aber doch noch eine allmähliche Besserung Platz griff.

Aufeinanderfolge eines Traumas und der Entwicklung eines Tumors werden die oft geäußerte Anschauung, daß eine schwere Erschütterung des Rückenmarks dem Wachstum eines bereits vorhandenen Tumors Vorschub leisten oder daß eine durch das Trauma gesetzte Blutung die bisher latenten Symptome erst manifest machen könne, stützen müssen. Wir erinnern an den Fall von Krause (zitiert bei Fahr, Inaug. Dissertation, Erlangen, 1918): Angiosarkom vom 5. Lenden- bis zum 10. Brustwirbel bei einem 22jährigen Mädchen nach Sturz auf das Gesäß, ferner an die in der gleichen Arbeit erwähnten Fälle von Fischer (Mixofibrom mit Kaudakompression nach Trauma) und Kupferberg (multiple Neurofibromatose mit Kompression der Kauda nach Unterschenkelbruch). Auch unter unseren Fällen befinden sich einige, bei denen die ersten Symptome der Rückenmarkkompression in zeitlichem Zusammenhang mit einem das Rückenmark treffenden Trauma stehen.

Wie sich bei der Relaminektomierung herausstellte, war die Geschwulst entsprechend der oberen Grenze der Sensibilitätsstörung in D_2 zu tief lokalisiert worden. Möglicherweise hatte sich die Kompressionswirkung noch nicht ganz auf die dem Niveau des Tumors entsprechenden Bahnen erstreckt, vielleicht war Unachtsamkeit der durch die lange Krankheitsdauer ermüdeten Patientin die Ursache.

Aus den klinischen Befunden ist der trotz fortschreitender Besserung der Motilität vorhandene stationäre Befund der Sensibilitätsstörung vom Typus Brown-Séquard hervorzuheben. Etwas atypisch insofern, als auch auf der Seite der stärkeren Motilitätsstörung die Schmerzempfindung teilweise herabgesetzt war. Da die Eigenart der Patientin eine funktionelle Fixierung eines früher organischen Symtoms unwahrscheinlich machte, muß man eine schwerere Schädigung, respektive eine geringere Fähigkeit zur Restitution der geschädigten sensiblen Bahnen annehmen.

Dem inkompletten Abschlusse des Spinalraumes entsprach offenbar der verzögerte Anstieg der Liquorsäule beim Queckenstedtschen Versuch. Wie man sieht, ist der verlangsamte Anstieg auch ohne Globulinvermehrung schon für die Diagnose einer Blockierung des Lumbalraumes ausreichend, wenn auch in den meisten Fällen Eiweißververmehrung vorhanden sein dürfte[1]). Die Lipiodoluntersuchung ließ hier — offenbar wegen des inkompletten Abschlusses — im Stiche; denn zwei Tage nach der Injektion zeigten sich nur geringe Reste und die nicht einmal an der Stelle des Tumors, sondern zwischen dem

---

[1]) Ein ähnliches Verhalten zeigt unsere Beobachtung I. Auch in meiner mit Pappenheim veröffentlichten Studie über das Kompressionssyndrom war bei einem Tumor des 11. Brustwirbels das Queckenstedtsche Symptom gleichfalls das einzige pathologische Symptom bei normalem Liquorbefund.

7. Hals- und 1. Brustwirbel, und in der Höhe des 7. Brustwirbels. Das letztere Depot könnte man mit von der ersten Laminektomie herrührenden Verwachsungen in Zusammenhang bringen.

Beobachtung V: Franziska D.

Betrifft eine 47jährige Frau, die im Februar 1921 mit Rückenschmerzen, zu denen nach einer interkurrenten fieberhaften Erkrankung (Grippe) brennende Schmerzen und zunehmende Schwäche der Beine traten, erkrankte. Ende August 1921 ist die Gehfähigkeit bereits völlig aufgehoben. Bei der Aufnahme auf die Nervenklinik (6. August 1921) fand sich eine spastische Parese beider Beine mit nur geringen Resten von aktiver Beweglichkeit in den peripheren Abschnitten der Extremitäten (rechts stärker ausgesprochen als links) und eine Abschwächung der Hautempfindlichkeit für alle Qualitäten von D_{10} kaudalwärts bis zur völligen Empfindungslosigkeit zunehmend. Im Laufe der folgenden Wochen schien sich die obere Grenze der Sensibilitätsstörung um ein bis zwei Segmente proximalwärts auszubreiten. Kaudalwärts von L_1 war völlige sensible Lähmung zu konstatieren. Der Lumbalpunktionsbefund — bei der Aufnahme noch völlig normal — ergab am 9. September das typische Kompressionssyndrom mit Xantochromie und Queckenstedt. Zystitis, progredienter Dekubitus, konstante Temperatursteigerung, Tod unter den Erscheinungen zunehmender Kachexie am 2. November 1921.

Obduktionsbefund: 2 *cm* langer und $1^1/_2$ *cm* breiter extramedullärer Tumor des Rückenmarks, wahrscheinlich ausgehend von den Leptomeningen mit hochgradiger Kompression an der Hinterfläche des Rückenmarks in der Höhe des 7. Dorsalwirbels. Der Tumor hat eine glatte Oberfläche, ist von ziemlich weicher Konsistenz, auf der Schnittfläche quillt die graurötliche Pulpa etwas vor. Die Dura mater ist nirgends adhärent. Eine histologische Untersuchung des Tumors ist nicht erfolgt.

Diagnostisches und Epikrise: Der rasch progrediente Verlauf, die vom Anfang an vorhandenen und im Krankheitsbild hervorstechenden Schmerzen und das im Verlaufe der Beobachtung zur Entwicklung gekommene Kompressionssyndrom machten das Vorhandensein eines Tumors wahrscheinlich. Die wenigstens anfangs vorhandene stärkere Beteiligung einer Seite, das positive Queckenstedtsche Symptom und das Fehlen einer dissoziierten Sensibilitätsstörung sprachen eher für einen extramedullären Tumor. Die Diagnose wurde durch die Obduktion bestätigt. Leider kam zur Zeit, als die Punktion Zeichen eines totalen Abschlusses der Rückgrathöhle ergab, eine Operation wegen des schweren Allgemeinzustandes der Patientin nicht mehr in Frage. Seiner Lage und makroskopischen Beschaffenheit nach wäre der Tumor operabel gewesen. Der übrigens in seiner Symptomatik ziemlich typische Fall verdient einiges Interesse, weil sich erst bei Wiederholung der Punktion — nach sieben Krankheitsmonaten — im Liquor Zeichen einer Blockierung (Stauungsliquor) fanden. Der überaus triste Verlauf des Falles lehrt wieder einmal, daß man, sprechen die Symptome einmal für Tumor, mit der Laminektomie nicht zu lange warten soll. In diesem Sinne empfahl in den letzten Jahren erst wieder E. Meyer, mit der Lumbalpunktion nicht zu zögern, wenn einmal

Zystitis und drohender Decubitus vorhanden ist. Auch H. Schlesinger gibt den Rat, im Zweifelfalle unbedingt zu operieren, da bei längerem Zuwarten Komplikationen zu gewärtigen seien.

Beobachtung VI. Heinrich K., 57 Jahre, aufgenommen in die Nervenklinik am 18. April 1922.

Anamnese: Patient erkrankte im Juni 1912 an krampfartigen Schmerzen der linken Flankengegend, die nach vorne und rückwärts gegen das Kreuzbein hin ausstrahlten. Die Dauer der Schmerzattacken, die meist nachts auftraten, betrug mehrere Stunden. Am 23. September 1915 ließ Patient sich auf die urologische Abteilung des Kaiser Jubiläumsspitales aufnehmen. Wie einem Auszug der dortigen Krankengeschichte zu entnehmen ist, ergab die Untersuchung Spannung der ganzen linken Bauchseite, Hyperästhesie der Haut im Bereich der Muskelspannung. Bei der kystoskopischen Untersuchung zeigte sich ein Fehlen des linken Ureterostiums. Eine am 2. November vorgenommene Probelaparotomie ergab folgenden Befund: „Ein Netzzipfel zieht an das Col. desc. heran und ist handbreit unterhalb der Milz mit diesem verwachsen. Flexura sigmoidea mit ihrem zuführenden Schenkel bis zur Mitte des Col. desc. hinaufgezogen und mit diesem durch narbige Bindegewebszüge angewachsen. Angeborene rechtsseitige Solitärniere." Nach Lösung der Adhäsionen schwanden die Beschwerden. Der Erfolg der Operation war aber nur vorübergehend, denn im Jahre 1920 trat wieder Brennen in den Fußsohlen und eine langsam fortschreitende Gehschwäche auf, die Patient in etwas unklarer Weise mit einem Kopftrauma in Zusammenhang bringt, das er ungefähr um die Zeit des Beginnes seiner Beschwerden erlitten haben will. Seit einem Jahre bestehen auch Brennen und Schwierigkeiten bei der Harnentleerung, ein lästiges Gefühl an den Fußsohlen, „als ob er auf Gummi gehen würde", und ein Gefühl der Spannung beim Ausstrecken der Beine; nachts treten wie ehedem Schmerzen in der linken Bauchgegend und im Rücken auf.

Status praesens: Minder intelligentes Individuum von mittlerem Ernährungszustand, Hirnnerven und obere Extremitäten ohne abnormen Befund. Die oberen und die mittleren B. D. R. vorhanden, die unteren fehlen. Cremasterreflex rechts fehlend, links schwach vorhanden. Muskeltonus beider unteren Extremitäten erhöht, und zwar links mehr als rechts. Grobe motorische Kraft beider Beine herabgesetzt, links mehr als rechts. Keine Atrophie der Muskulatur, keine fibrillären Zuckungen. Heben der Beine von der Unterlage beiderseits zirka einen halben Meter hoch, aber verlangsamt und unter Schmerzäußerungen. Beugung und Streckung in den Kniegelenken kräftig. Aktive Dorsal- und Plantarflexion der Füße beiderseits herabgesetzt, und zwar links in höherem Grade. P. S. R. rechts und links gesteigert. A. S. R. rechts schwach, links normal auslösbar. Babinski rechts positiv. Lasègue beiderseits positiv. Der linke Plantarreflex fehlt. Gang steif, stampfend, breitbeinig. Beide Füße schleifen beim Gehen am Boden. Klopfempfindlichkeit des 6. bis 8. Dorsalwirbels und des Kreuzbeines (unzuverlässige Angaben!). Sensibilität: Rechts von Seifferlinie D_{12}, links von S. L. D_{10} beginnende und peripherwärts zunehmende Herabsetzung aller sensiblen Qualitäten mit beträchtlichen, besonders sakralen Aussparungen (links mehr wie rechts). Tiefe Sensibilität der Zehengelenke deutlich gestört. Subjektive Klagen über Schmerzen ausstrahlenden Charakters in der linken Bauchhälfte, die nachts stärker sind als am Tage, beim Liegen quälender als in aufrechter Stellung. Röntgenbefund (Zentralröntgeninstitut Professor Holzknecht): Zwischen dem 11. und 12. Dorsalwirbel befindet sich eine spondylarthrische Zacke (vielleicht Absprengung eines Teiles des Wirbelkörpers?). Sonst ist in diesem Bereiche, außer einer geringen allgemeinen Kalkarmut keine sichere Veränderung nachzuweisen.

Lumbalpunktion am 9. Mai: Xantochromer Liquor, Druck 150, nach Ablassen von 2 cm^3 sinkt der Druck auf 90 mm, nach Ablassen von weiteren 2 cm^3 sinkt der Druck fast auf 0. Respiratorische und pulsatorische Schwankungen der Liquorsäule. Kompression der Halsvenen nur in sehr geringem Grade wirksam, Zellen normal, starke Globulinvermehrung. Wassermann im Serum und Liquor negativ.

6. Juni. Zunahme der Schmerzen der Kreuzbein- und Unterbauchgegend, Aufsetzen aus der horizontalen Lage nur mit ausgiebiger Unterstützung möglich. Die Wirbelsäule zeigt keine Versteifung, keine Prominenz. Auch die anfänglich vorhandene Klopfempfindlichkeit einiger Wirbel ist nicht mehr festzustellen, Zunahme der Lähmungserscheinungen der unteren Extremitäten: Aktives Beugevermögen im linken Kniegelenk fast aufgehoben, Streckung ziemlich kräftig, rechts annähernd normales Verhalten der Beweglichkeit des Kniegelenks, aktive Zehenbewegungen links fast aufgehoben, rechts deutlich eingeschränkt. Patellarsehnenreflex beiderseits spastisch gesteigert, rechts Patellarklonus, Babinski beiderseits positiv. Gang bedeutend verschlechtert, nur mehr mit beiderseitiger Unterstützung möglich. Haut über dem rechten Fußrücken und beiderseits über den Knöcheln etwas ödematös. Sensibilität wie oben.

Zusammenfassung: Der derzeit 57jährige Patient litt seit Juni 1912 an krampfartigen ausstrahlenden Schmerzen der linken Flanke, die auf Verwachsungen bezogen und auf eine im November 1915 vorgenommene Probelaparotomie zeitweise gebessert wurden. Um 1920 trat Brennen in den Fußsohlen und zunehmende Gehschwäche auf, 1921 traten Blasenbeschwerden hinzu. Die im April 1922 vorgenommene neurologische Untersuchung ergab eine spastische, links etwas mehr ausgesprochene, zunehmende Parese der Beine, Fehlen der unteren Bauchdeckenreflexe, eine unscharf begrenzte Herabsetzung aller Empfindungsqualitäten von D_{10} bis D_{12} kaudalwärts (rechts ist anfangs die obere Grenze etwas tiefer stehend als links). Blasen- und Mastdarmstörungen, Kompressionssyndrom und positiver Queckenstedt.

Diagnostisches: Der chronisch progressive Verlauf, die einseitig stärkere Ausprägung der motorischen Lähmung und das Vorwiegen der Wurzelschmerzen sprachen stark für einen extramedullären (intraduralen) Tumor, der das Rückenmark in der Höhe D_{10} und links in stärkerem Grade wirksam komprimierte.

22. Juni 1922. Laminektomie (Hofrat Professor Eiselsberg): Schnitt vom 6. Brustwirbel bis zum 2. Lendenwirbel. Abtragung des 7., 8., 9., 10. und 11. Wirbelbogens. Die Dura wölbt sich an der vom Neurologen lokalisierten Stelle vor und pulsiert nicht. Nach Eröffnung der Dura zeigt sich ein weicher Tumor, aber erst nach weiterer Eröffnung der Dura kopfwärts quillt reichlicher Liquor unter ziemlichem Druck hervor. Der sehr weiche Tumor wird abgetragen, wobei er zerfällt. Nun liegt die Hinterfläche des stark komprimierten Rückenmarks frei zutage. Die histologische Untersuchung des Tumors ergab ein Fibroendotheliom. Etwa eine Woche nach der Operation urinierte Patient bereits spontan. Die Beweglichkeit der Beine entspricht

etwa dem Befunde vor der Operation. An beiden Fersen kommen trotz Salbenschutzverbandes große Blasen zur Entwicklung.

3. Juli. Auf die Nervenklinik rücktransferiert. Patient vermag sich jetzt mit Hilfe des über dem Bette befindlichen Stützapparates auf die Seite zu drehen, ist aber noch nicht imstande, sich ohne Unterstützung aufzusetzen. Dagegen vermag er bereits die Beine aktiv zirka $^1/_2$ m von der Unterlage zu heben, die Zehen und besonders das linke Fußgelenk ausgiebiger zu bewegen als vor der Operation. Die Grenze der Sensibilitätsstörung ist etwas nach unten zurückgewichen.

30. November. Vermag bereits ohne Unterstützung durchs Zimmer zu gehen, die Fußspitze des linken Fußes wird aber am Boden nachgezogen, B. D. R. links unten 0, sonst vorhanden. Muskeltonus links deutlich, rechts etwas gesteigert. P. S. R. r. = l. gesteigert. A. S. R. rechts etwas schwächer als links. Babinski links positiv. Aktive Beugung und Streckung im Kniegelenk beiderseits kräftig. Aktive Beweglichkeit im linken Fußgelenk, zumal die Dorsalflexion noch herabgesetzt. Sensibilität: Links unterhalb des Nabels, rechts vom Poupartschen Bande beginnende Hypalgesie und Hypästhesie (Angaben ungenau).

1. Dezember 1922 in das städtische Siechenhaus transferiert. Laut einem Bericht aus der dortigen neurologischen Abteilung (Vorstand Professor Dr. M. Pappenheim) vom 29. Februar 1924 waren die Spasmen der unteren Extremitäten nahezu geschwunden, die Kraft in beiden Beinen recht gut, nur links schien der Bewegungsumfang mäßig eingeschränkt. Weder Kloni, noch Ataxie waren mehr zu konstatieren. Die Sensibilität war links abwärts D_{12} herabgesetzt, rechts fand sich kein sensibler Ausfall.

Epikrise: Daß durch Rückenmarkstumoren verursachte Schmerzen nicht gleich richtig gedeutet, respektive auf andere Affektionen bezogen und insbesondere auch abdominell operativ angegangen werden, dürfte nicht so selten vorkommen. In der jüngsten Zeit veröffentlichte Elsberg mehrere Fälle dieser Art, darunter einen Kaudatumor, der innerhalb vier Jahren fünf operative Eingriffe über sich ergehen ließ (Hämorrhoidaloperation, Entfernung eines beweglichen Schwanzwirbels, Dehnung des Sphincter ani, Sigmoidopexie, Ventrifixation), bevor sein Leiden erkannt und operativ beseitigt wurde, und einen dem unseren ähnlichen Fall, in dem 21 Monate lang Schmerzanfälle im linken Hypochondrium und der linken Lendengegend bestanden, die zu einer Laparotomie wegen Verdachtes eines Magengeschwüres Anlaß gaben. Fünf Monate später wurde laminektomiert und eine vorn links am 7. Brustsegment sitzende Geschwulst entfernt.

Ob die Beschwerden, die unser Patient bereits im Jahre 1912, also 10 Jahre vor der Operation, hatte, durch den Tumor verursacht wurden, ist schwer zu entscheiden[1]). Sicher ist, daß schon damals

---

[1]) Auch Antoni erwähnt den Fall eines 36 jährigen Mannes (Fall X) mit einem dorsolateral gelegenen Neurinom ungefähr in der Höhe D_6, der durch $2^1/_2$ Jahre Unbehagen, brennende Schmerzen — oft mit Aufstoßen und schleimigem Erbrechen verbunden — im Epigastrium hatte und operativ hergestellt wurde.

Schmerzen in der linken Flanke bestanden, die auch später die Haupt-
rolle spielten. Daß sich Initialsymptome von Tumoren des Rückenmarks auf einen großen Zeitraum zurückverfolgen lassen, ist in der
Tumorliteratur nichts allzu Seltenes. Auffällig ist nur die Besserung,
die nach der Probelaminektomie auftrat. Es muß also dahingestellt
bleiben, ob die 1920 einsetzenden, auf die Rückenmarkskompression
zu beziehenden Schmerzen nur zufällig dieselbe Lokalisation hatten
wie die ehedem durch die Verwachsungen bedingten, oder ob die
10 Jahre vorher bestehenden Beschwerden bereits durch den Tumor
verursacht waren und nur eine Verstärkung durch abdominelle Verwachsungen erfuhren, wofür die nach der Laparotomie eingetretene
Besserung sprechen würde. Die Verstärkung der Schmerzen in horizontaler Lage ist in der Literatur wiederholt konstatiert, in unseren
Fällen aber nur ausnahmsweise beobachtet worden (siehe unten Beobachtung XVIII). Inwieweit sie durch die durch das Liegen bedingte
Streckung der Wirbelsäule hervorgerufen werden und ob dabei den an
der dorsalen Fläche der Wirbelsäule gelegenen Tumoren eine prädi-
lektive Bedeutung zukommt, sind wir nicht in der Lage zu entscheiden
(einen Gegensatz hiezu bildet das von Schlesinger neuerdings hervorgehobene Symptom der Steigerung der Schmerzen bei Bauchlage,
das von ihm zumeist bei Erkrankungsprozessen der ventralen Seite der
Wirbelsäule und des Kreuzbeins gefunden, aber auch bei einem Kaudatumor beobachtet wurde). Bemerkenswert ist der Umstand, daß die
Sensibilitätsstörung beim Patienten schließlich nur noch halbseitig zu
konstatieren war. Entsprechend der Erfahrung, daß die Sensibilitätsstörung bei der Rückbildung ein Negativ des Typus darstellt, den sie
bei der Entwicklung nahm, könnte angenommen werden, daß sie bei
Krankheitsbeginn auch nur linksseitig vorhanden war. Einseitige Sensibilitätsstörungen scheinen ja bei Rückenmarkstumoren nicht zu selten
vorzukommen. Unter den Fällen von Frazier und Spiller sind fünf
Fälle mit einseitiger Sensibilitätsstörung erwähnt, bei denen der Tumor
viermal seitlich und einmal rückwärts gelegen war. Leider enthält
die Operationsgeschichte unseres Falles über die Lokalisation des
Tumors in bezug auf die Zirkumferenz des Rückenmarks keine Angabe,
jedoch muß man wegen der Asymmetrie der Lähmungserscheinungen
annehmen, daß die Hauptmasse des Tumors dem Rückenmark links
seitlich anlag.

Erwähnenswert ist noch, daß die bei der Röntgenuntersuchung
gefundene spondylarthritische Zacke um 5 bis 6 Segmente tiefer gelegen war, als dem Niveau des Tumors entsprach (siehe die Feststellungen von Sgalitzer und Jatru, über die im Zusammenhange
noch gesprochen werden wird).

Beobachtung VII. (Der in mancher Hinsicht interessante Fall kann

nur in kurzem Auszug mitgeteilt werden, da die ausführliche Krankengeschichte leider verloren gegangen ist.)

Katica G., 31 Jahre, aufgenommen in die Nervenklinik am 13. September
1923.

Anamnese: Vor drei Jahren erste Gravidität. Vor der Entbindung
vorübergehende Steifigkeit in den Beinen, drei Monate nach der Entbindung
gesteigerte Ermüdbarkeit beim Gehen und Schwäche des rechten Beines.
Seit Juli 1921 konnte die Patientin nur mehr mit Unterstützung gehen. Trotz
Behandlung (mit Quecksilber) traten Lähmungserscheinungen des linken Beines
und Schmerzen im rechten Bein hinzu. Im Dezember 1921 wurde Patientin
zum zweiten Male gravid. Während der Gravidität besserten sich die Lähmungserscheinungen ganz beträchtlich. Am 22. Juni 1922 Geburt eines ge-
sunden Kindes. Ein Monat nach der zweiten Entbindung fühlt sich die Patientin
fast ganz gesund, aber fünf Monate nach dem Partus entwickelt sich langsam
wieder eine Paraplegie der Beine, diesmal links beginnend, Sensibilitätsstörungen
treten auf, und zwar zuerst eine Analgesie des linken, dann des rechten Beines.

Zur Zeit der Aufnahme bestanden neben den Lähmungserscheinungen
auch Schmerzen der rechten Schulter.

Status praesens: Große Statur, geringer Fettpolster, Haut von gelb-
lichem Farbenton. Innere Organe ohne abnormen Befund, Pupillen rechts etwas
größer als links, prompte Lichtreaktion, feinschlägiger, rotatorischer Nystagmus
bei seitlicher Blickrichtung. Obere Extremitäten: Tiefe Reflexe sehr lebhaft,
sonst ohne abnormen Befund. B. D. R. fehlen. Untere Extremitäten: Spastische
Paraplegie beider Beine, klonische Reflexe, Babinski beiderseits positiv. Tiefe
Sensibilität im Bereich beider Füße herabgesetzt. In der Höhe D_3 beginnt
eine kaudalwärts reichende, alle Qualitäten, rechts aber die Schmerz- und
Temperaturempfindung besonders betreffende Sensibilitätsstörung. Tiefe Sensibilität beiderseits stark herabgesetzt. Wirbelsäule nicht klopfempfindlich, nicht
deformiert. Incontinentia alvi et urinae.

Die zu verschiedenen Zeiten (14. September, 26. September, 9. Oktober)
vorgenommenen Lumbalpunktionen ergaben bei annähernd gleichem, stark
vermehrtem Globulingehalt ein Anwachsen der Gesamteiweißmenge und eine
Vermehrung der Zellzahl. Kompression der Halsvenen hatte in allen Fällen
kein Ansteigen der Liquorsäule zur Folge. Wassermann im Serum und
Liquor negativ. Röntgenuntersuchung negativ.

Zusammenfassung: Eine 31jährige Frau erkrankt im Jahre
1920 vor ihrer ersten Entbindung vorübergehend an Steifigkeit in den
Beinen, drei Monate nach der Entbindung entwickeln sich langsam
Lähmungserscheinungen der Beine, zuerst rechts, dann links; seit
Juli 1921 kann Patientin nur mehr mit Unterstützung gehen. Während
einer zweiten Schwangerschaft tritt eine wesentliche Besserung auf.
Fünf Monate nach der zweiten Entbindung, die im Juni 1922 stattfand, entwickelte sich abermals eine Paraplegie und dissoziierte Sensibilitätsstörung. Der objektive Befund im September 1923 ergab eine
spastische Parese der Beine, Fehlen der B. D. R., eine sensible
Querlähmung, beginnend von D_3, die Lumbalpunktion Zell- und Eiweißvermehrung bei positivem Queckenstedt.

27. Oktober 1923 Laminektomie (Hofrat Professor Eiselsberg). Schnitt
von C_6 bis D_4; nach Eröffnung der schwach pulsierenden Dura wird in der

Höhe von C$_7$ rechts dorsolateral ein Tumor sichtbar. Dieser wird erst durch
Wegbeißen des nächst höheren Wirbelbogens vollkommen freigelegt. Er ist
zirka 3 *cm* lang und 1¹/₂ *cm* breit, feinkörnig und relativ weich und läßt
sich in toto ohne Verletzung des Rückenmarks und der Wurzeln stumpf ab-
lösen. Die Medulla ist an der Stelle des Tumors deutlich eingedellt. Die mikroskopische Untersuchung des Tumors ergab ein reichlich Psammomkörner ent-
haltendes Duraendotheliom.

Drei Tage nach der Operation vermag Patientin die Zehen schon etwas
besser zu bewegen. Der weitere überraschend günstige Fortschritt gestaltete
sich kurz folgendermaßen:

3. November. Patientin vermag das rechte Bein im Kniegelenk bereits
in mäßigem Grade aktiv zu bewegen.

8. November. Patientin kann beide Beine aktiv heben.

11. November. Patientin geht mit Unterstützung einige Schritte durchs
Zimmer.

18. November. Erfolgreiche Fortsetzung der Gehübungen, seit einigen
Tagen hat der unwillkürliche Abgang von Stuhl und Urin aufgehört.

28. November. Spasmen bedeutend gebessert, alle Bewegungen im Bereiche der Beine, wenn auch noch mit geringer Kraft möglich. Die Störung
der Oberflächensensibilität quantitativ gebessert. Tiefe Sensibilität der Zehen
normal. Die Gehübungen werden, wenn auch mit Unterstützung, mit von Tag
zu Tag wachsender Ausdauer ausgeführt.

Am 30. November in häusliche Pflege entlassen.

Epikrise: Auffällig war an dem Verlauf des oben stehenden
Falles die weitgehende Besserung während der zweiten Schwangerschaft, für die es schwer fallen dürfte, eine Erklärung zu finden.
Wenigstens gelang es mir bei einer, wenn auch nur flüchtigen Durchsicht der Literatur nicht, einen analogen Fall ausfindig zu machen.
Ganz entgegengesetzt finden sich in der Literatur mehrfach Andeutungen
über einen fördernden Einfluß der Gravidität und des Wochenbettes
auf die Entwicklung von Rückenmarkstumoren. So fand schon Erb
(zitiert nach Pineles, Nothnagels Handb. 1913, S. 842), daß sich auffallend häufig im Wochenbett die ersten Erscheinungen einer Rückenmarksgeschwulst entwickeln. Erb hielt aber trotzdem den Einfluß der
Gravidität und des Wochenbettes auf die Entwicklung der Rückenmarkstumoren für ganz unsicher. Ein fördernder Einfluß wird, wie Pineles
ausführt, auch noch von Hösslin und insbesondere H. Schlesinger
angenommen[1]) Was das Auftreten von Remissionen im Krankheitsbilde
des Rückenmarkstumors überhaupt anlangt, so sind sie keine allzu
selten beobachtete Erscheinung (siehe die Fälle von Müller-Dattner,
Armin Müller, Förster, Jahresvers. 1920, Fall 2 — bei dem es
während einer 1¹/₄jährigen Krankheitsdauer wiederholt zu erheblichen

---

[1]) Interessant, wenn auch nicht direkt hieher gehörig, ist die in der
oben zitierten Arbeit von Pineles enthaltene Feststellung, daß selbst schwere
Erkrankungen des Rückenmarks, die zu einer Querschnittsläsion oder beträchtlichen Zerstörung geführt haben — auch der unteren Abschnitte! —
ohne wesentlichen Einfluß auf Schwangerschaft und Geburt zu sein pflegt.

Remissionen kam, die Förster geneigt ist, auf eine Adaption des
Marks an die Kompression zurückzuführen — Schlesinger (Wien.
klin. Woch. 1915, Fall I), der auf das Vorkommen von bedeutenden
Remissionen sowohl bei intra-, als auch bei extramedullären Tumoren
hinweist). In solchen Fällen ist immer wieder die Gefahr der Verwechslung mit multipler Sklerose gegeben, wenn nicht, wie im oben
stehenden Fall, eine ausgesprochen konstant bleibende Sensibilitätsstörung vorhanden ist, die wie der positive Queckenstedtsche Versuch
mehr für Tumor ins Gewicht fällt.

Beobachtung VIII. Viktor Z., 32 Jahre alt, aufgenommen am 7. April
1923.

Anamnese: Im April 1921 bekam Patient einen Kopfhieb auf die linke
Scheitelgegend und war einige Zeit danach bewußtlos. Im April 1922 spürte
er beim Ringen, als er den Kopf einmal jäh zurückwarf, einen heftigen
Schmerz im Genick. Drei Tage darauf trat Stechen in beiden Schultern auf,
das zwar vorüberging, jedoch blieben Genickschmerzen zurück, die besonders
morgens stark auftraten. Im Herbst 1922 soll eine Gefühls- und Bewegungsstörung der rechten Halsseite bestanden haben. Vom 9. Dezember bis 30. Dezember 1922 stand Patient auf der Klinik Ortner in Behandlung. Ein kurzer
Auszug aus der dortigen Krankengeschichte ergibt:

Status praesens: Kräftiger Knochenbau, Hirnnerven frei. Die rechten
B. D. R. fehlen, links ist der obere schwer auslösbar, der mittlere und untere
fehlt. P. S. R. rechts gesteigert, links normal. A. S. R. rechts vorhanden,
links 0. Cremasterreflex beiderseits 0. Motorische Kraft der oberen und unteren
Extremitäten rechts herabgesetzt, links erhalten. Infolge Steifigkeit der Halswirbelsäule ist die Beugung des Kopfes eingeschränkt. Streckung und Rotation
sind nicht behindert; bei letzterer ist manchmal ein knackendes Geräusch
hörbar. Die Inspektion und Palpation des Nackens ergibt eine diffuse ödematöse Schwellung der Nackenmuskulatur rechts von der Mittellinie.

Am 8. Jänner erfolgte die Transferierung auf die zweite chirurgische
Klinik (Hofrat Professor Hochenegg). Röntgenbefund: „Von der Vorderfläche
des 3. Halswirbelkörpers zieht eine flächenförmige, knochendichte Spange
(Kallus?) zur Vorderfläche des 4. Halswirbelkörpers. Der Wirbelkörper des
4. Halswirbels scheint gegenüber dem benachbarten Wirbel schmäler, etwas
nach vorne eingeknickt." Lumbalpunktion: Nonne-A. 1 : 1 stark opaleszierend,
2 : 1 opaleszierend, 3 : 1 klar, Pandy +++, Gesamteiweiß 1,25$^0/_{00}$, Z = 1,
Druck 150 mm, bei Halsvenenkompression verlangsamtes Ansteigen der Liquorsäule. Die am 9. Jänner konsiliariter vorgenommene neurologische Untersuchung
(Assistent Dr. Dimitz) ergab folgenden Befund: Diffuse Parese im Bereiche
der rechten oberen Extremität und Schulter, Atrophie der rechten kleinen
Handmuskeln. Spasmen der rechten oberen Extremität mit Steigerung der
tiefen Reflexe. B. D. R. rechts fehlend, links mäßig lebhaft. Spurweise Parese
der rechten unteren Extremität ohne nachweisbare Spasmen, jedoch mit Steigerung der tiefen Reflexe. Rechts Fußklonus positiv, Babinski, Oppenheim
negativ. Herabsetzung der Empfindung für alle Qualitäten auf der linken
Körperhälfte von C_5 nach abwärts. Genaue Abgrenzung nach oben nicht
möglich. Keine Blasen- und Mastdarmstörung.

Zusammenfassung: Ein 32jähriger Mann erlitt 1921 einen
Hieb auf den linken Scheitel, im Jahre 1922 beim Ringen eine Zerrung

des Kopfes nach hinten, die von heftigen Schmerzen im Genick begleitet war. Seither bestanden heftige, besonders in der Früh auftretende Schmerzen in den Schultern und im Genick. Im Herbst 1922 bemerkte Patient eine Schwäche- und Gefühlsstörung der rechten Halbseite. In der Folge entwickelte sich eine rechtsseitige, die rechte untere Extremität nur in geringem Grade betreffende Lähmung mit Reflexsteigerung, Atrophie der rechten kleinen Handmuskeln und eine von C_5 nach abwärts reichende Sensibilitätsstörung von Brown-Séquardschem Typus. Der Röntgenbefund zeigte eine Kallusüberproduktion des 4. Halswirbels.

Auf Grund dieses Befundes wurde eine extramedulläre, das mittlere Halsmark rechts komprimierende Krankheitsursache (Tumor? Knochenprozeß?) angenommen und die Probelaminektomie empfohlen.

Am 13. Jänner 1923 Laminektomie (Assistent Dr. Steindel): Schnittführung von C_2 bis C_7, Entfernung der hinteren Wirbelbogen C_3 bis C_5. Die Dura prall gespannt, an ihr keine pathologischen Veränderungen sichtbar. Bei Eröffnung der Dura sind die Meningen leicht milchig getrübt; von unten her entleert sich im Überdruck klarer Liquor, von oben her keine Liquorsekretion. Bei Einführung einer Meißelsonde nach oben kommt im Strahl zirka 30 cm^3 Liquor hervor. Erweiterung des Duraschnittes nach oben. Soweit die Medulla sichtbar und tastbar ist, kann man weder eine Anschwellung, noch Konsistenzänderung nachweisen.

In den ersten Tagen nach der Operation konnte Patient den rechten Oberarm gar nicht, den Unterarm, die Finger und den rechten Fuß nur in ganz geringem Ausmaße bewegen. Incontinentia alvi et urinae. Am vierten Tage nach der Operation trat auch eine Herabsetzung der Beweglichkeit der linken oberen Extremität auf, verbunden mit einer Herabsetzung der kutanen Empfindlichkeit der rechten Halbseite. Beginnender Dekubitus an der rechten Hinterbacke. Bis Ende Jänner nahm die Beweglichkeit der linken oberen und unteren Extremität wieder etwas zu, der rechte Arm und das rechte Bein waren aktiv unbeweglich.

7. April. Transferierung auf die Nervenklinik Wagner-Jauregg.

Status praesens: Blasses, abgemagertes Individuum. Entlang der Halswirbelsäule gut verheilte Operationsnarbe nach Laminektomie. Hirnnerven ohne abnormen Befund. Obere Extremitäten: Muskeltonus gesteigert, rechts mehr als links. Trizeps-Periostreflex links lebhafter als rechts. Der rechte Arm, abgesehen von einer schwachen Beugung im Ellbogengelenk aktiv unbeweglich. Der linke Arm in allen Gelenken, wenn auch mit herabgesetzter Kraft beweglich. Subjektive Klagen über häufige unwillkürliche Kontraktionen beider Arme in den Ellenbogengelenken. B. D. R., Cremasterreflex rechts und links fehlend. Untere Extremitäten: Deutlicher, rechts stärker ausgeprägter Rigor beider Beine, die sich in schwer ausgleichbarer Beugekontrakturstellung befinden. P. S. R. und A. S. R. klonisch gesteigert. Fußklonus, Babinski, Oppenheim beiderseits positiv. Beide Füße in fixierter Spitzfußstellung. Das rechte Bein kann von der Unterlage aktiv nur wenige Zentimeter hoch gehoben werden, das linke annähernd in normale Höhe. Beugung und Streckung im linken Kniegelenk kräftig, im rechten Kniegelenk nur Streckung kräftig, Beugung mangelhaft. Dorsalflexion, Plantarflexion der Füße und Zehenbewegung beiderseits herabgesetzt. Die kutane Empfindlichkeit aller sensiblen Qualitäten erweist sich von C$_4$ nach abwärts deutlich herabgesetzt. Im Laufe der kommenden Wochen nahm die Nackensteifigkeit zu, ebenso der Rigor der oberen Extremitäten, die Hände standen in Abduktions- und Beugestellung, die Grundphalangen waren extendiert, die Fingerbewegungen stark eingeschränkt, die Kontrakturen der unteren Extremitäten gestalteten sich immer schwerer. Auffallend war eine bei passiver Streckung der ,linken unteren Extremität häufig auftretende Verstärkung des Muskeltonus der rechten oberen Extremität! Sensibilität links vom Schlüsselbein, rechts von einer zwei Finger über dem Schlüsselbein gelegenen Zone angefangen nach abwärts fast völlig erloschen.

25. Juli. Behandlung der eitrigen Zystitis ohne nennenswerten Erfolg. Die aktive Beweglichkeit der oberen Extremitäten besteht rechts und links nur mehr in geringem Beugevermögen im Ellbogengelenk bei krampfhaft adduziertem Ober- und Unterarm und geringfügigen Fingerbewegungen, unten in schwachen Zehenbewegungen.

Am 23. September erfolgte (auf der Wasserbettabteilung der Klinik R i e h l, wohin der Kranke wegen eines schweren, Dekubitus am Kreuzbein gebracht worden war), der Exitus unter Zeichen schwerster Kachexie.

24. September. Obduktion. Überpflaumengroßer, derber Tumor (Duraendotheliom), der der Innenfläche der Dura breitbasig aufsitzt und auf die Leptomeningen drückt, ohne mit diesen verwachsen zu sein. Der Tumor reicht vom 2. bis zum 4. Zervikalwirbel inklusive, ist dem Rückenmark rechts seitlich angelagert und drängt es nach links. Der Lumbalraum ist nach oben hin vom Tumor wie von einer Pelotte ganz abgeschlossen.

E p i k r i s e: Der Fall war dadurch kompliziert, daß vorangegangene, den Schädel, respektive die Halswirbelsäule treffende Traumen eine Wirbelverletzung mit konsekutiver Markkompression annehmen lassen konnten, eine Auffassung, die durch den röntgenologisch festgestellten Befund einer (kallösen?) Knochenspange zwischen dem Körper des 3. und 4. Halswirbels eine Bekräftigung zu erfahren schien. Da demnach nur die Diagnose einer Markkompression, nicht aber eines Tumors gestellt werden konnte, war das negative Ergebnis der Laminektomie weniger befremdend. Den Gründen, warum sich bei der mit allen Kautelen ausgeführten Operation der Tumor nicht darstellen ließ, nachzugehen, betrachten wir nicht als unsere Aufgabe[1]). Gewiß ist es auch dem Chirurgen aufgefallen, daß sich nach Eröffnung der Dura von oben her kein Liquor entleerte. Da aber nach Einführung einer Sonde nach oben reichlich Liquor hervorstürzte, konnte man annehmen, es läge vielleicht eine Meningitis serosa traumatica vor, und durch die Einführung der Sonde sei eine weiter oben gelegene Meningealzyste eröffnet worden. Leider mußte während des weiteren Verlaufs der Krankheit nach der Operation von einer neuerlichen Punktion auf Ersuchen des Patienten Abstand genommen werden. Sie wäre entsprechend dem autoptischen Befund wahrscheinlich im Sinne einer

---

[1]) Vielleicht könnte man daran denken, daß der Tumor zur Zeit der Operation nur eine geringe Längenausdehnung hatte und daß während der neun Monate bis zum erfolgten Exitus nach unten an Länge zunahm. Vielleicht auch, daß der Tumor zur Zeit der Operation die Passage nicht ganz verlegte und daß die eingeführte Sonde seitlich an ihm vorbei gelangte.

Blockierung des Wirbelkanales ausgefallen. Es ist aber fraglich, ob, die
Einwilligung des Patienten vorausgesetzt, der positive Queckenstedt
in diesem Falle die Vornahme einer zweiten Laminektomie gerechtfertigt
hätte. Denn einerseits hatte durch den negativen Operationsbefund
die Annahme eines Tumors als Kompressionsursache an Boden verloren, andrerseits konnte die Zunahme der Kompressionserscheinungen
auch auf eine durch die Laminektomie gesetzte Schädigung bezogen
werden, wenn man nicht gar geneigt war, sie wegen der vorausgegangenen Traumen mit einer durch die initialen Traumen gesetzten
Meningen- oder Markaffektion in Zusammenhang zu bringen. (So veröffentlichte Léri einen interessanten Fall einer traumatischen Spät-
paraplegie, bei dem ein Jahr nach einem Sturz von der Treppe eine
Paraplegie auftrat. Die Röntgenuntersuchung ergab wie in unserem
Falle einen Kallus am 4. und 5. Halswirbel. Nach der Ansicht Léris
können Wirbelsäulenläsionen, auch wenn sie schwerer Natur sind,
längere Zeit latent bleiben und erst nach längerer Zeit zu Rücken-
markssymptomen Anlaß geben. Auch Oppenheim gibt im Falle einer
von ihm beobachteten, vom 4. Halswirbel bis zum Atlas reichenden
Geschwulst, in dem die ersten Krankheitserscheinungen zwei Jahre nach
einem Sturz von einer Leiter auftraten, der Vermutung Ausdruck, daß
sich nach dem Sturz zunächst eine örtliche Entzündung der Rückenmarkshäute entwickelt habe, und daß dann auf dieser Grundlage eine
schleichende Geschwulst entstanden sei.) Prinzipiell wird aber die
Wiederholung der Punktion nach einem negativen Ausfall der Laminektomie bei Zunahme der Kompressionserscheinungen nach derselben
verlangt werden müssen. Inwieweit ein die Wirbelsäule und die Hüllen
des spinalen Apparates treffendes Trauma einen Wachstumsreiz für
eine Geschwulstbildung abgeben kann, möchte ich nicht zu entscheiden
wagen. Tatsache ist, daß Traumen in der Vorgeschichte von Geschwulst-
erkrankungen des Rückenmarks ein relativ häufiges Vorkommnis sind[1]).
Freilich wird in Erwägung zu ziehen sein, daß Verletzungen, weil
sie überhaupt — besonders bei der manuell arbeitenden Bevölkerung —
häufig vorkommen, in der Vorgeschichte vieler andersartiger Krankheiten gleichfalls häufig auftauchen. Bemerkenswert ist das im Initialstadium der Erkrankung zur Beobachtung gelangte Ödem der hinteren
Halspartien, wie es auch ein anderer, weiter unten zu besprechender
Fall eines Tumors des oberen Zervikalmarks zeigte. In beiden Fällen
hatte es im Gebiete der komprimierten Rückenmarkswurzeln seinen
Sitz[2]).

---

[1]) Auch unter den in dieser Arbeit publizierten Fällen sind in drei
Fällen mehr minder präzise Angaben über dem Ausbrauch der Krankheit
vorausgegangene Traumen gemacht worden.

[2]) Angaben über Hautödeme bei Rückenmarkstumoren finden sich unter

Unser Fall, in dem der Tumor hauptsächlich rechts lateral gelegen war, lehrt auch, daß Muskelatrophien nicht ausschließlich an den Sitz des Tumors an der vorderen Peripherie des Rückenmarks gebunden sind. Wie Abrahamson und Grossmann hervorheben, kann hochgradige Muskelatrophie auch bei dorsalem Sitz des Tumors vorkommen.

Beobachtung IX. Anna W., 49 Jahre. Aufgenommen am 20. November 1924.

Anamnese: Patientin spürt seit vier Jahren Kältegefühl in den Beinen, seit ein bis zwei Jahren Schwächegefühl und Schmerzen im linken Arm. Seit Mai l. J. trat auch Schwäche in den Beinen, Einknicken, Unsicherheit beim Gehen, Schmerzen in beiden Oberschenkeln, besonders rechts, Gefühlsstörung in den Beinen bis zur Kreuzgegend hinauf. Seit zwei Monaten häufiger Urindrang, Inkontinenz, Obstipation. Zuletzt Schmerzen in der linken Schultergegend.

Status praesens: Hirnnerven frei. Schwäche der Adduktion des linken vierten und fünften Fingers. Keine elektrische Entartungserscheinung im Gebiete der kleinen Handmuskeln, keine Atrophien. Schwäche der Bauchmuskulatur. Paraspinale Druckempfindlichkeit in der Gegend der unteren Hals- und oberen Brustwirbelsäule. Auftreten von Schmerzen in beiden Hüften bei Beugung des Rumpfes nach rückwärts und seitwärts. Untere Extremitäten: Tonus erhöht, links mehr als rechts. Parese beider Beine, links deutlicher als rechts. Babinski, Oppenheim beiderseits $+$, Kniehakenversuch links sehr, rechts weniger unsicher, Gang spastisch-paretisch, unsicher, das linke Bein wird nachgezogen. Abwehrreflexe bis zur Nabelgegend nachzuweisen. Störung der tiefen Sensibilität an den Zehen beider Füße. Gleichmäßige Herabsetzung der Oberflächensensibilität von D_2 kaudalwärts. Röntgenbefund der Wirbelsäule: negativ. Wassermann-Befund: negativ. Lumbalpunktion 23. November: Anfangsdruck 310 mm, Kompression der Halsvenen unwirksam, Bauchkompression wirksam. Nach Entnahme von 4 cm^3 Druck 80 mm, $Z = 5$, Globulin (Roß-Jones) 20fach verdünnt noch pos., Nissl: 0,5.

Diagnostisches: Angenommen wird ein extramedullärer, dem Rückenmark linksseitig und hinten anliegender raumbehindernder Prozeß an der Grenze des Hals- und Brustmarkes. Lipiodolinjektion: Das Hauptdepot gleich nach der Injektion und bei wiederholten, bis 120 Stunden nach der Injektion vorgenommenen Kontrolldurchleuchtungen bei C_7 angehalten.

20. Dezember 1924. Laminektomie (Klinik Eiselsberg, Doz. Dr. Walzel) im Bereiche der unteren Hals- und obersten Brustwirbel. Nach Längsinzision über den Dornfortsätzen werden die Muskeln stumpf von den Wirbelbögen abgeschoben, wobei es sehr reichlich blutet. Die Dura erscheint sehr stark gespannt, ohne Pulsation. Nach Eröffnung des Duralsackes fließt reichlich Liquor unter hohem Druck ab. Das Rückenmark selbst erscheint makroskopisch unverändert. Zwischen Arachnoidea und Dura vereinzelte feine Bindegewebsstreifen.

anderem bei Oppenheim (Diagnostik, Fall 1) und Mingazzini (Arch. f. Psych. 62, 1921; Fall 2: Ödem der Lumbalgegend bei einem Sarkoma verteb. lumb. et dors., und Fall 5: Ödem der rechten Hand bei Kompressio VII, segm. cervic.).

Sondierung nach oben und unten ergibt kein Hindernis. Da der Befund des nicht pulsierenden Rückenmarks und seine Form dafür spricht, daß man sich unterhalb des Tumors noch im Bereich des obersten Dorsalmarkes befindet, werden noch die zwei nächst höhergelegenen Wirbel — Dornfortsätze und Bogen — abgetragen (im ganzen sechs Wirbel), wird die Dura weiter eröffnet und — in der Höhe des 6. bis 7. Halswirbels — ein länglicher, dem Rückenmark links seitlich anliegender, von Arachnoidea bedeckter, das Rückenmark komprimierender Tumor gesichtet. Nach Spaltung des Arachnoideahäutchens wird der Versuch der stumpfen Auslösung gemacht, wobei es sich zeigt, daß der Tumor aus dem Intervertebralloch längs der Wurzeln in den Rückenmarkskanal hineingewachsen ist (Typus der Sanduhrgeschwulst) und vermutlich aus den Nervenscheiden der Rückenmarkswurzeln hervorgegangen ist (perineuraler Tumor, Neurinom). Die Exstirpation gelingt erst nach Durchschneidung der den Tumor deckenden hinteren Wurzel, wobei der Tumor einreißt, jedoch gänzlich entfernt wird. In den ersten Wochen nach der Operation langsame, durch eine Thrombose der linken unteren Extremität komplizierte Rückbildung der Lähmungserscheinungen. Anfangs April 1925 war das Gehvermögen schon beträchtlich besser als vor der Operation, die Oberflächensensibilität intakt, die Lumbalpunktion ergab einen normalen Befund.

c) Extra- und intraduraler Tumor

Beobachtung X. Dr. Raimund Sch., 50 Jahre. Aufgenommen am 27. Dezember 1922 in die Heilanstalt Maria-Theresien-Schlössel, deren Leiter, Herrn Professor Redlich wir für die gewährte Einsicht in die Krankengeschichte zu Dank verpflichtet sind.

Anamnese: Im Jahre 1917 überstand Patient eine Strumaoperation. Nach der Operation trat eine Okzipitalneuralgie auf, die trotz Behandlung (mit Akonitin, Alkoholinjektionen usw.) mit zeitweisen Schwankungen fortbestand. Im Sommer 1921 machte sich eine vorübergehende Schwäche in beiden Armen bemerkbar, die auf warme Bäder zurückging, aber im Mai 1922 anläßlich der sehr strapaziösen Deutschlandreise des Wiener Männer-Gesangvereines, an der Patient teilnahm, wieder auftrat und allmählich an Intensität zunahm. Im August 1922 bestanden bereits störende Ermüdungsgefühle in den Armen, auch fühlte der Patient beim Gehen eine Schwäche in den Beinen. Im Oktober 1922 vermochte der Patient die Arme im Schultergelenk kaum mehr über die Horizontale zu heben und begann beim Gehen mit den Füßen zu schleifen. Eine am 28. Oktober 1922 vorgenommene Lumbalpunktion soll einen negativen Befund ergeben haben.

In den folgenden zwei Monaten nahmen die Lähmungserscheinungen der Arme und Beine langsam, aber deutlich zu.

28. Dezember. Status praesens: Mittelgroßer Patient, von kräftigem Knochenbau und kräftiger Muskulatur. Auf der rechten Wange, bzw. rechten Unterlippe sind (im ganzen drei) flächenhafte Hämangiome sichtbar. Rechte Pupille eine Spur weiter als links, beide spurweise entrundet, prompt auf Licht und Akkommodation reagierend. Nystagmus horizontal. und rotat. beim Blick nach links. Masseterreflex r. = l. Rachen- und Gaumenreflex sehr lebhaft. Die Zunge zeigt geringe fibrilläre Zuckungen. Beide oberen Extremitäten in toto etwas atrophisch, die rechte etwas mehr als die linke, die Atrophie am deutlichsten in der rechten Schultergürtelmuskulatur, im rechten Trizeps und im Musc. supin. longus ausgesprochen. Fibrilläre Zuckungen im Bereich des rechten Musc. triceps. Das rechte Spat. inteross. I. ist etwas eingesunken.

der linke Thenar und Hypothenar etwas abgeflacht. Beide oberen Extremitäten zeigen in allen Anteilen starke Spasmen, links mehr als rechts. Patient kann den linken Arm im Schultergelenk nur bis zu etwa 45° elevieren. Die Bewegungen in den übrigen Gelenken sind weniger eingeschränkt. Der Faustschluß gelingt noch beiderseits, die Suppination im Ellbogengelenk aber nicht mehr vollkommen. Spreizung und Schließung der Finger ist beiderseits noch ziemlich kräftig. Bizeps, Trizeps, Vorderarmperiostreflex beiderseits klonisch gesteigert, links mehr als rechts. Wirbelsäule ohne abnormen Befund, Rückenmuskulatur stark spastisch, Aufsetzen gelingt nicht ohne fremde Unterstützung (wegen Schwäche der Arme). Bauchmuskulatur ohne abnormen Befund. B. D. R. links 0, rechts schwach auslösbar. Cremasterreflex rechts positiv, links 0. Deutliche Spasmen (links mehr als rechts) der unteren Extremitäten. Umfang der Oberschenkel beiderseits gleich. Starke fibrilläre Zuckungen in beiden Musc. quadriceps. Sämtliche aktive Bewegungen werden verlangsamt, aber doch im vollen Umfang ausgeführt. P. S. R., A. S. R. beiderseits spastisch gesteigert. Beiderseits Patellar- und Fußklonus. Babinski beiderseits +, keine Ataxie der unteren Extremitäten. Oberflächensensibilität: Fleckweise Hypästhesie für alle Qualitäten an der rechten Schulter und an beiden Händen. Tiefe Sensibilität erhalten. Gang beiderseits stark spastisch, schleifend, und zwar wird der linke Fuß besonders schlecht vom Boden abgewickelt.

29. Dezember. Lumbalpunktion. Druck 150 *mm*, Nonne-A. schwach +, Nissl 4⁰/₀₀, Z = 3.

22. Jänner. Die Spasmen in beiden Beinen sind stärker geworden, die oberen Extremitäten können nicht mehr horizontal eleviert werden. Faustschluß beiderseits mangelhaft. Starke fibrilläre Zuckungen im Trizepsgebiet beiderseits, rechts stärker als links, auch in den übrigen Muskeln der oberen Extremitäten. B. D. R. rechts und links 0. Aufrichten ist vollkommen unmöglich. Die Motilität ist im ganzen Umfang bedeutend schlechter. Fibrilläre Zuckungen in der Wadenmuskulatur.

29. März. Sehr starke Steigerung der Gaumen- und Rachenreflexe. Sehr starke Spasmen und Reflexsteigerungen beider oberen und unteren Extremitäten. Fußklonus beiderseits, rechts stärker als links. Starke fibrilläre Zuckungen im Gebiete der ganzen oberen Extremitäten, einschließlich des M. pectoralis major. Patient kann sich nur mit großer Mühe aus der Rücken- in die Seitenlage bringen.

30. März. Verläßt die Heilanstalt.

Bis Ende 1923 fühlte der Patient eine auffallende Besserung, er konnte eine halbe Stunde lang gehen, auch soll die linke Seite bedeutend besser beweglich geworden sein. Ende 1923 trat eine abermalige Verschlechterung des Gehvermögens auf, immerhin vermochte der Patient aber noch einige Schritte im Zimmer zu machen. Im Jänner-Februar 1924 traten Gefühlsstörungen in den Beinen auf, besonders links. Eine Röntgenbehandlung blieb erfolglos.

21. Mai 1924. Aufnahme auf die Nervenklinik Wagner-Jauregg.

Status praesens: Leichte fibrilläre Zuckungen der Zunge, aktive und passive Drehung des Kopfes nach rechts eingeschränkt. Druckempfindlichkeit des 5. und 6. Halswirbeldornes, Haut des Nackens, besonders im rechten Halsanteil teigig verdickt, ödematös. Tonus der rechten oberen Extremität stark gesteigert, links annähernd normal, Faustschluß beiderseits noch möglich, Dorsalreflexion der Hände stark eingeschränkt, rechts mehr als links. Heben beider Schultern und Seitwärtsheben der Arme (besonders rechts!) bedeutend eingeschränkt, Trizeps- und Periostreflex beiderseits stark gesteigert, Muskulatur der Oberarme auffallend schlaff, Muskulatur der Dorsalfläche beider Unterarme stark abgeflacht (besonders rechts). Vertiefung der Spatia interossea beider Hände, insbesondere des Spat. inteross. I. dext. F. D. R. (Fingerdaumenreflex) beiderseits 0. Mäßige Spannung der Bauchmuskeln, etwas verstärkt beim Versuche, sich aus der Rückenlage aufzurichten, was aber nicht gelingt. B. D. R. 0. Spastische Parese beider unteren Extremitäten rechts stärker als links. Aktives Heben der Beine links über $1/2$ m, rechts etwa 10 cm. Ausmaß der Plantar- und Dorsalflexion im rechten Fußgelenk beträchtlich herabgesetzt. Babinski beiderseits +. P. S. R. beiderseits gesteigert. Patellar- und Fußklonus beiderseits +. Aktive Zehenbewegungen rechts herabgesetzt. Sohlenfluchtreflex beiderseits lebhaft. Algetische und thermische Empfindung auf der linken Körperhälfte vom Halse angefangen (C_2) deutlich, wenn auch in geringem Grade herabgesetzt.

22. Mai. Lumbalpunktion. Anfangsdruck 145 mm, geringe pulsatorische Schwankungen, Liquor klar, beim Husten und bei Abdominalkompression prompter, bei Halsvenenkompression verzögerter Anstieg. Nach Ablassen von 5 cm^3 Druck zirka 60 mm, bei Jugularkompression auf zirka 100 ansteigend. Globulin negativ, Nissel 10 Teilstriche. Wassermannreaktion negativ.

Das Liquorausstrichpräparat, angefertigt nach der Methode von Oskar Fischer (Zeitschr. f. d. ges. Neur. u. Psych., Bd. 76, Heft 1 und 2, S. 104) ergab folgenden Befund: 1. Sehr große Zellen mit einem sehr breiten, bald ovalen, bald polygonalen, manchmal viereckigen Protoplasma. Bei Hämatoxylin-Eosinfärbung bald homogen, bald mehr fleckig gefärbt, mit einem großen, mehr blassen, meist ovalen, manchmal auch runden Kern. 2. Einzelne und epithelartig in Haufen angeordnete große riesenzellenähnliche Gebilde mit zwei bis vier Kernen, einem feingekörnten Protoplasma mit zahlreichen Vakuolen, die Kerne ziemlich blaß von verschiedener Größe und Form. 3. Ein rhombusförmiges Gewebsstück, bestehend aus einer gekörnten, verschieden dichten Substanz, in welcher an manchen Stellen ganz dicht aneinandergedrängt, in anderen etwas lockerer zahlreiche verschieden geformte und verschieden große, runde, ovale, kipfelförmige, dunkel tingierte Kerne angeordnet sind. In einem zweiten ähnlichen Gewebsstück erhält man bei der mikroskopischen Untersuchung mit starker Vergrößerung den Eindruck, daß es sich um ein Konglomerat von pflasterähnlich aneinandergepickten mehrkernigen Zellen mit fein granuliertem, zum Teil auch vakuolisiertem Protoplasma handelt.

Zusammenfassung: 50jähriger Mann, 1917 wegen Struma operiert, erkrankte kurz nach der Operation an hartnäckigen Okzipitalschmerzen. Im Sommer 1921 trat eine zunehmende Schwäche beider Arme auf, bald darauf eine Schwäche der Beine. Ende 1922 zeigten sich atrophische Lähmungen der oberen Extremität bei erhöhtem Tonus der Muskulatur (links mehr als rechts) nebst spastischem Gang und Zeichen einer Pyramidenläsion. Die Lähmungserscheinungen nahmen bis März 1923 rapid zu. Nach einer vom März bis Ende 1923 dauernden weitgehenden Besserung machte sich eine Gefühlsstörung in beiden Beinen bemerkbar. Ende Mai 1924 bestand eine hochgradige Beweglichkeitseinschränkung des Kopfes durch Steifigkeit der Halswirbelsäule, fibrilläre Zuckungen der Zunge, Druckempfindlichkeit des 5. und 6. Halswirbels, eine atrophische, rechts stärker ausgeprägte Lähmung der Hände, eine auf der linken Seite stärker als rechts ausgesprochene, hauptsächlich die Schmerz- und Temperaturempfindung betreffende Sensibilitätsstörung (obere Grenze etwa C_2), spastische Lähmung der Beine. Die Lumbalpunktion ergab Zeichen einer Kommunikationserschwerung im Lumbalraume bei normalem Zell- und Globulinbefund. Im Ausstrichspräparat fanden sich Tumorzellen.

Diagnostisches: Die anfängliche Auffassung des Falles als amyotrophische Lateralsklerose, die durch die in der ersten Beobachtungszeit geringfügigen Sensibilitätsstörungen, wie auch durch das Vorhandensein von fibrillären Zuckungen der Zunge — einem bei Tumor selteneren Vorkommnis — nahegelegt war, trat bei fortgesetzter Beobachtung wegen der konstanten neuralgiformen Schmerzen, der steten Zunahme der Lähmungserscheinungen und der in der letzten Zeit vorhandenen Andeutungen eines Brown-Séquard zu Gunsten der Annahme einer hochsitzenden Rückenmarksgeschwulst zurück. Da aber die klinischen Erwägungen immerhin noch Zweifel übrig ließen und auch das Ergebnis der Lumbalpunktion unsicher war (Kommunikation im Lumbalraum nur verlangsamt, aber nicht vollständig aufgehoben), erwies sich die Vornahme der Sicardschen Lipiodolprobe als indiziert. Das Ergebnis der an der Klinik Eiselsberg am 31. Mai vorgenommenen Lipiodoluntersuchung war folgendes: Das Kontrastdepot lag kurz nach der Lipiodolinjektion an der Injektionsstelle in der Höhe zwischen Atlas und Okziput. Am nächsten Tage — nachdem der Patient durch 24 Stunden aufgerichtet gelegen war —, war die Lipiodolmasse zum großen Teil noch immer in gleicher Höhe zu sehen. Nur einzelne Tropfen fanden sich noch verteilt im Bereiche der Hals- und oberen Brustwirbelsäule. Da durch diesen Befund die Annahme eines raumbehindernden Prozesses neuerlich gestützt war, wurde auf Wunsch des Patienten am 2. Juni 1924 die Laminektomie vorgenommen (Prof. Denk).

Schnitt vom Hinterkopf nach abwärts bis zum 7. Halswirbel. Abtragung der Dornfortsätze und Wegnahme der hinteren Bogen vom Atlas inklusive nach abwärts bis zum 6. Halswirbel. Die Dura zeigt keine nennenswerten Veränderungen, nur im untersten Wundwinkel ein erweitertes venöses Gefäß. Bei ihrer Eröffnung reichlicher Liquorabfluß. Flächenhafte Verwachsung der Dura mit den weichen Rückenmarkshäuten. Ein Tumor ist nirgends zu sehen oder zu fühlen. Sondierung mit der Bleisonde nach abwärts gelingt zwar, doch hat man hier den Eindruck, als ob man während des Vorschiebens der Sonde Adhäsionen lösen würde. Da die Palpation des Rückenmarks keinen Konsistenzunterschied ergibt, wird die Dura mit fortlaufender Naht geschlossen.

Dekursus: 3. Juni. Schlechte Atmung, leichte Zyanose.

10. Juni. Exitus unter Erscheinungen von Herzschwäche (Pneumonie).

Obduktionsbefund: Im Bereich des Foramen occipitale magnum und des Atlas ein 5 : 3 : 2 *cm* großer, scharf begrenzter, knolliger Tumor von grauer Farbe, der Hauptsache nach senkrecht zum Rückenmark, hauptsächlich links gelegen, mit einem großen Anteil außerhalb des Rückenmarkkanales. Ein gleichfalls großer Anteil liegt im extraduralen Raum und entsendet einen

zapfenartigen Fortsatz kaudalwärts. Mit dem kleinsten Anteil springt er in
den Subduralraum vor, liegt dort zwischen Dura und Vorderfläche des
Rückenmarks und komprimiert es erheblich. Der hauptsächlich rückwärts
im Extraduralraum gelegene Tumoranteil drückt gleichfalls auf das Rückenmark, und zwar nach vorne, doch liegt hier zwischen Tumor und Rückenmark
die Dura spinalis. Die Stelle, wo der Tumor aus dem Extraduralraum in
den Subduralraum hineinragt, entspricht genau der Austrittsstelle des zweiten
linken Spinalnerven, dessen vordere Wurzel flächenförmig über den im Subduralraum liegenden Tumoranteil ausgespannt ist. Histologisch ist der Tumor
als ein Neurinom oder Neurofibrom der zweiten linken Zervikalwurzel aufzufassen.

Epikrise: Die lateroventrale Lage des Tumors brachte es mit
sich, daß die sensiblen Ausfallserscheinungen gegenüber den motorischen zurück — und erst relativ spät in Erscheinung traten. Dies war
auch der Grund, weshalb der Fall lange für eine amyotrophische
Lateralsklerose gehalten wurde. Die gleiche irrtümliche Diagnose wurde
in einem von Armin Müller publizierten Fall gestellt, bei dem ein
kirschkerngroßes Endotheliom, im oberen Zervikalbereich an der Vorderfläche des Markes gelegen, überhaupt keine sensiblen Reizerscheinungen
verursachte. Das sonst nicht so häufige Vorkommen von Ödemen in
der Symptomatologie der Rückenmarkstumoren legt angesichts des
Umstandes, daß beide der hier beschriebenen im Zervikalmark lokalisierten Tumoren Ödeme der Halsgegend aufwiesen (siehe Beob. VIII),
die Frage nahe, ob in der zervikalen Lokalisation nicht eine gewisse
Prädilektion für das Auftreten von Ödemen gegeben sei (relative Enge
des Zervikalanteiles des Wirbelkanals?). Übrigens hat es den Anschein,
als ob für die Entstehung eines Ödems bei Rückenmarkstumoren nicht
ausschließlich eine lokale, durch den Tumor verursachte Behinderung
des Blutabflusses ursächlich in Betracht käme, sondern daß auch weit
vom Tumor abliegende Körperpartien reflektorisch ödematös affiziert
werden können.

Der autoptische Befund eines im Subduralraum links und ventral
gelegenen Tumors läßt sich mit den beobachteten Krankheitserscheinungen gut in Einklang bringen. Die Okzipitalschmerzen und Steifigkeit der Halswirbelsäule fehlen selten im Bilde des Zervikalmark-
tumors, freilich sie sind keine eindeutigen Zeichen und die Früh-
diagnose eines Zervikaltumors gehört, wie auch Abrahamson und
Grossmann in ihrer Studie über Zervikaltumoren ausführen, zu den
schwierigsten. „In this region difficulties of early diagnosis abound!"
Die Muskelatrophien lassen sich zwar als Hinweis auf eine ventrale
Lage des Tumors im allgemeinen gut verwenden, keinesfalls wird man
aber aus dem Vorhandensein von Muskelatrophien mit einiger Sicherheit auf die ventrale Lage des Tumors schließen dürfen (siehe oben).
Auch können nukleäre Lähmungen — selbst bei intramedullärem Sitze

der Geschwulst und Ausdehnung über das ganze Zervikalmark — fehlen (wie in Beob. 2 von Förster, Jahresvers. D. N. 1920), wenn die Vorderhörner außerhalb des Bereiches der Geschwulst liegen.

Merkwürdig ist, daß trotz der Lage des Tumors im Zervikalmark die in solchen Fällen häufigen Störungen im Bereiche des autonomen Systems fehlen[1]). Dagegen finden sich Reflexsteigerung im V. Gebiet und fibrilläre Zuckungen der Zunge, die wahrscheinlich mit den durch den hochsitzenden Tumor bedingten Druckveränderungen in der Schädelkapsel zusammenhängen.

Der traurige Ausgang in diesem Falle steht mit der Operation natürlich nicht in direktem Zusammenhange, andrerseits scheint es aber, als ob hochsitzende Zervikaltumoren relativ ungünstigere Operationschancen böten, als tiefer lokalisierte. So berichten Abrahamson und Grossmann (l. c.) über drei Todesfälle unter fünf operierten Zervikaltumoren. (Beob. I.: Neurinom, Druck auf die drei obersten Zervikalsegmente, Tumor bei der Operation nicht gefunden, Tod an Atemlähmung. Beob. III.: Intramedullärer Tumor in der Höhe C_3, Tod 3 Tage nach der Operation an Atemlähmung. Beob. VIII.: Extramedullärer Tumor des oberen Zervikalmarkes, Tod 4 Stunden nach der Operation an Atemlähmung.) Auch ein Fall von Antoni (Über Rückenmarkstumoren usw., Bergmann 1920, Beob. XXII.: Endotheliom in der Höhe C_2 bis C_3) ging einige Tage nach der Operation zugrunde[2]). Mit Recht, wie wir glauben, heben Abrahamson und Grossmann hervor, daß im Frühstadium der mechanischen Anpassung des Marks an den Geschwulstdruck[3]) und vor dem Eintritt eigentlicher Herdsymptome des Rückenmarkes — also zu einer Zeit, in der die Operationschancen relativ günstig sind — bei Zervikalmarkstumoren die meisten Fehldiagnosen gestellt werden. Wir besitzen vorläufig kein Mittel, sie sicher zu vermeiden.

Über den diagnostischen Wert der Lipiodolprobe siehe weiter unten im Zusammenhang. Schließlich sei darauf hingewiesen, daß das Vorhandensein von Hämangiomen der rechten Gesichtshälfte die Vermutung nahelegen konnte, daß die spinale Kompression nur durch ein Hämangiom bedingt sei. Wie sich zeigte, war das nicht der Fall und ein Zusammenhang zwischen beiden Geschwulstarten ist nur insofern gegeben, als sie beide fötalen Ursprungs sein können.

---

[1]) Frazier und Spiller fanden in sechs Fällen, in denen der Tumor zwischen C_4 bis D_3 lag, sympathische Symptome.

[2]) Über ein erfolgreich operiertes hühnereigroßes Neurofibrom der 4. Zervikalwurzel berichtete jüngst Marogna.

[3]) Die erste Wirkung der Kompression soll nach Abraham und Großmann in einer Drehung des Markes um seine Längsachse bestehen. Dadurch kommt es zu einer Zugwirkung auf die Ligamenta denticulata, die Wurzeln und andere fixierte Gewebe und zum Auftreten von Wurzelsymptomen (auch von ent-

II. Intramedulläre Tumoren

Beobachtung XI. Franz G., 29 Jahre, aufgenommen auf die Nervenklinik am 25. August 1921.

Anamnese: Patient spürt seit Anfang des Jahres 1921 stechende Schmerzen im rechten Knie und gesteigerte Ermüdbarkeit der Beine. Seit Ostern zeitweilig auftretendes Gefühl des Einschlafens beider Beine, rechts stärker als links. Seit drei Wochen vor der Aufnahme sollen dauernde reißende Schmerzen in beiden Beinen und im Kreuz bestehen, so daß die Gehfähigkeit des Patienten aufgehoben ist.

Status praesens: Schwächliches Individuum. Über der linken Lungenspitze verkürzter Perkussionsschall, links hinten im Bereich der ersten vier Rippen einzelne klingende Rasselgeräusche. Hirnnerven, obere Extremitäten ohne abnormen Befund. B. D. R. vorhanden, links etwas schwächer als rechts. Cremasterreflex rechts = links +. P. S. R. rechts 0, links +. A. S. R. beiderseits +, rechts klonisch gesteigert. Sohlenreflex nicht auslösbar. Babinski, Oppenheim beiderseits 0, Rossolima beiderseits +. Oberschenkelmuskulatur etwas hypotonisch, und zwar rechts deutlicher als links. Motilität: Das rechte Bein ist ausgesprochen paretisch, besonders die grobe Kraft der Dorsalflexion des Fußes stark herabgesetzt. Links ist die grobe Kraft erhalten. Beim Gehen spastisch-ataktische Erscheinungen am rechten Bein, dessen Fußspitze herabhängt. Lageempfindung an beiden unteren Extremitäten grob gestört. Oberflächensensibilität: Vorne links eine etwa vom Beginn des unteren Drittels des Oberschenkels kaudalwärts reichende Herabsetzung der algetischen und thermischen Empfindlichkeit bei intakter Berührungsempfindung. Am rechten Bein entsprechend dem unteren Drittel des Oberschenkels und dem medialen Anteile des ganzen Unterschenkels die Berührungsempfindung in erheblichem Maße, die Schmerz- und Temperaturempfindung ein wenig herabgesetzt. Am lateralen Anteile des Unterschenkels die Berührungsempfindung intakt, die Schmerz- und Temperaturempfindung etwas herabgesetzt. Hinten links entsprechend dem Segment L_3 bis S_5 deutliche Herabsetzung der Schmerz- und Temperaturempfindung bei intakter Berührungsempfindung. Rechts im Bereiche L_3 bis S_4 die Berührungsempfindung deutlich, Empfindung für Schmerz und Temperatur wenig herabgesetzt, im Gebiet S_1 und S_2 Schmerzempfindung herabgesetzt, Berührungsempfindung intakt. Röntgenbefund negativ. Lumbalpunktion: Druck 300 mm, Lymphozyten 2, Globulin bei 50% Verdünnung stark opaleszierend, bei 10% klar. Gesamteiweiß 1⁰/₀₀, Quekenstedt negativ, Wassermann negativ.

Dekursus: 21. September. Deutliche Verschlimmerung des ganzen Zustandes, Patient liegt mit im Knie flektierten Beinen im Bett, kann sich nicht aufsetzen; grobe Kraft, besonders der rechten unteren Extremität, stark herabgesetzt. Der rechte Fuß und die Zehen unbeweglich, links Fuß- und Zehenbewegung mangelhaft. P. S. R. rechts 0, links schwach auslösbar. A. S. R. beiderseits +, r. > l. Rechts Fußklonus +, links Babinski angedeutet. Retentio urinae, so daß ständig ein Katheter angesetzt werden muß. Nachts bestehen reißende Schmerzen in der Lenden- und Kreuzgegend.

Zusammenfassung: Ein 29jähriger Mann erkrankt anfangs 1921 mit stechenden Schmerzen im rechten Knie, bald darauf traten Schwächegefühl und Formikationen beider Beine auf, rechts stärker als

---

fernter liegenden Wurzeln). Erst nach Fixierung des vorlagernden Marks kommt es zur Kompression.

links. Anfangs August 1921 ist das Gehvermögen bereits stark reduziert und bestehen reißende Schmerzen in beiden Beinen und im Kreuz. Der Ende August aufgenommene neurologische Befund ergibt eine schlaffe Parese des rechten Beines, Fehlen des rechten P. S. R., Steigerung des rechten A. S. R., spastisch-ataktischen Gang, Störung der tiefen Sensibilität beider Beine, eine beiderseitige von L_3 bis S_5 reichende dissoziierte Sensibilitätsstörung (Brown-Séquard), Detrusorschwäche. Die Liquoruntersuchung ergab Kompressionssyndrom ohne Queckenstedt. Im Laufe der kommenden Wochen rasche Zunahme der Lähmungserscheinungen, die sich nun auf beide untere Extremitäten erstrecken, Auftreten von Pyramidenzeichen, Mastdarmstörungen, reißende Schmerzen in der Kreuz- und Lendengegend.

Diagnostisches: Die Entwicklung des Krankheitsprozesses sprach für einen Tumor der oberen Lendensegmente, weniger der Kauda. Ein Knochenprozeß war wegen des normalen Röntgenbefundes, in gewissem Grade auch wegen Fehlens der Klopfempfindlichkeit der Wirbelsäule, unwahrscheinlich. Schwierigkeiten bereitete die Entscheidung, ob ein intra- oder extramedullärer Tumor anzunehmen sei. Der schmerzhafte Beginn und die Konstanz der Schmerzen im Krankheitsbilde, auch die stärkere Ausprägung der Parese auf einer Seite, konnte auf einem extramedullären Tumor hinweisen. Andrerseits war im Vorhandensein einer gewissen Dissoziation der Sensibilitätsstörung ein Hinweis auf einen die zentralen Partien des Markes besonders schädigenden, also intramedullären Tumor gegeben. Als oberer Pol der vermuteten Geschwulst mußte entsprechend der Sensibilitätsstörung L_1 bis L_2 angenommen werden. Über die Art der Geschwulst war Bestimmtes nicht auszusagen, doch legte das Vorhandensein einer Lungenaffektion den Gedanken an einen Tuberkel nahe. 26. September Laminektomie (Klinik Eiselsberg, Doz. Dr. Denk). Die Dornfortsätze des 11. und 12. Brustwirbels und des 1. Lendenwirbels werden abgetragen. Die freigelegte Dura pulsiert nicht. Inzision der Dura. Es entleert sich reichlich wasserklarer Liquor. Ein Tumor kann nicht festgestellt werden, obwohl mit dem Elevator auch die vordere Wand des Rückenmarks abgetastet wird. Auch mit der Bleisonde gelangt man nach oben und unten, ohne auf einen Widerstand zu stoßen. Nach Abtragung des 10. Dornfortsatzes und des dazu gehörigen Wirbelbogens gelingt die Verwölbung des Rückenmarks leichter und nun wird eine Konsistenzvermehrung festgestellt, dortselbst längs inzidiert und ein dattelgroßer Tumor entfernt.

Die histologische Untersuchung ergab einen Tuberkel.

Weiterer Verlauf: Trotz Heilung der Wunde per primam dauernde Temperatursteigerungen, die mit einer Pleuritis in Zusammenhang standen, progredienter Decubitus.

Am 19. Oktober tritt Heiserkeit auf, die sich bis zu totaler Aphonie steigert und als deren Ursache schwere tuberkulöse Ulzerationen des Larynx erkannt wurden.

Am 17. November machte ein Erstickungsanfall die Tracheotomie notwendig. Leider war eine weitere Beobachtung des Patienten nicht möglich, da er trotz ärztlichen Abratens am 23. November das Spital verließ.

Wie aus dem Schlußbefund hervorging, war die Laminektomiewunde bis auf eine kleine Liquorfistel verheilt, beide Beine waren gelähmt, Blase und Mastdarm funktionierten gut. Der bereits sehr kachektische Patient hatte einen handtellergroßen torpiden Decubitus, der bis an das Steißbein reichte.

Epikrise: Der Fall lehrt, daß einseitiger Beginn nur prinzipiell für die Diagnose „extramedullärer Tumor" spricht, aber im Einzelfall auch bei intramedullärem Tumor vorkommt; ferner, daß auch das Tempo des Verlaufes nur mit Vorsicht diagnostisch verwertet werden darf. So war das längere neuralgische Vorstadium, das Oberndörfer (zitiert bei Karger J. A. D., Berlin 1916) für extramedulläre Tumoren gegenüber einem Tuberkel in Anspruch nimmt, auch in unserem Falle eines intramedullären Tumors vorhanden. Ob das Fehlen von Kariessymptomen bei vorhandener Tuberkulose anderer Organe für den Rückenmarkstuberkel besonders charakteristisch ist, wie Oberndörfer gleichfalls behauptet, möchte ich nicht zu entscheiden wagen, scheint aber auch durch den nächsten unserer hier beschriebenen Fälle — gleichfalls einem endomedullären Tuberkel — bestätigt.

Beobachtung XII. Franz G., 23 Jahre, aufgenommen in die Nervenklinik am 2. Mai 1922.

Anamnese: Im Jahre 1918 Drüsenschwellung an der linken Halsseite mit Eiterung und Fistelbildung. Anfangs Februar 1922 bekam Patient Schmerzen im Oberkörper, die bis zur Nabelhöhle reichten. Mitte Februar versagten ihm plötzlich beim Aufstehen die Beine. In der Folge trat vermehrte Kraftlosigkeit der Beine, besonders des rechten, und Schmerzen im rechten Knie auf. Ende März Auftreten von Harninkontinenz und vollständiges Versagen der Beine. Am 23. März ließ er sich in die Klinik Wenckebach aufnehmen. Laut Auszug aus der dortigen Krankengeschichte bestand damals eine spastische Parese der Beine und Herabsetzung aller Empfindungsqualitäten vorne von drei Finger oberhalb des Ligamentum Pouparti, hinten vom 2. Lendenwirbel nach abwärts. Langsam zunehmende Verschlechterung mit kurz dauernden Remissionen.

Liquorbefund am 10. April: Zellen normal, Ross-Jones negativ, Pandy spurweise positiv. Wassermann im Serum negativ, im Liquor infolge eines Versehens nicht untersucht. Milchinjektionen und antiluetische Behandlung ohne nennenswerten Erfolg.

Status praesens (Nervenklinik Wagner-Jauregg): Mittlerer Ernährungszustand. Unterhalb des linken Unterkieferwinkels Skrophulosenarben. Interner Befund abgesehen von Zeichen einer Apicitis d. obsol. negativ, obere Extremität ohne abnormen Befund. Aktives Aufrichten aus der horizontalen Lage beträchtlich erschwert. Untere und mittlere B. D. R. beiderseits fehlend.

Cremasterreflex beiderseits 0. Untere Extremität: Muskeltonus beiderseits etwas herabgesetzt, P. S. R. nur sehr schwach auslösbar, rechts stärker als links. A. S. R. rechts deutlich, links schwach auslösbar. Babinski beiderseits +. Plantarreflex beiderseits lebhaft, dorsal. Aktive Hebung der Beine von der Unterlage, Beugung in den Kniegelenken nicht ausführbar, Zehenbewegungen, Beugung in den Fußgelenken auch nur spurweise. Reflexerregbarkeit der unteren Extremitäten außerordentlich >, beim Kneifen der Muskulatur treten wilde reflektorische Zuckungen auf. Der 5. bis 7. Dorsalwirbeldornfortsatz druckempfindlich. Oberflächensensibilität von D_{10} bis D_{12} unscharf beginnend für sämtliche Qualitäten fast völlig erloschen. Obere Grenze der Schmerz- und Temperaturempfindung um ein Geringes höher als die der Berührungsempfindung. Gelenkssensibilität der Zehen beider Füße sehr stark herabgesetzt. Leichter Dekubitus am Kreuzbein. Lumbalpunktion: Liquor fließt spärlich ab und ist blutig tingiert (frische Blutbeimengung, daher genaue Zell- und Eiweißuntersuchung nicht ausführbar), Druck 40 *mm.* Bei Kompression der Halsvene deutlich verlangsamtes Ansteigen der Liquorsäule. Wassermannreaktion negativ. 16. Mai Röntgenuntersuchung (Professor Holzknecht): Im Bereiche der Brustwirbelsäule keine destruktiven Veränderungen.

Am 17. Mai kurz dauernde Synkope während der Defäkation.

22. Mai. P. S. R. links fehlend, rechts nur spurweise auslösbar. A. S. R. fehlend. Beim Kneifen der Muskulatur der Beine an verschiedenen Stellen treten Verkürzungsreflexe auf. Seit 13. Mai kontinuierliches Fieber.

30. Mai. Zunehmende Kachexie. Tiefgehende Dekubitalnekrose der beiden Trochanteren. Schwere Obstipation.

10. Juni. Temperaturanstieg bis 42,2⁰, Zyanose.

12. Juni. Exitus.

Zusammenfassung: Bei einem 23jährigen, in früheren Jahren an Lymphdrüsenschwellung erkrankten Mann trat im Februar 1922 eine zunehmende Schwäche beider Beine auf, begleitet von Schmerzen im Oberkörper bis zur Nabelhöhle und im rechten Knie, die in wenigen Wochen zur vollständigen Lähmung führte. Der neurologische Befund bei der Aufnahme ergab Zeichen einer totalen Querläsion, deren obere Grenze in der Höhe D_9 anzunehmen war. Der 5. bis 7. Dorsalwirbeldornfortsatz war druckempfindlich. Lumbalpunktion ergab Zeichen einer Kompression im Wirbelraum (verlangsamter Anstieg der Liquorsäule). Nach weniger als fünfmonatlicher Krankheitsdauer Tod unter Erscheinungen schwerer Kachexie und bei hyperpyretischen Temperaturen.

Obduktionsbefund: Haselnußgroße Geschwulst im unteren Brustmark an der Hinterfläche mit grauroter Schnittfläche, nur von der Leptomeninx bedeckt. Die subarachnoidealen Gefäße dieser Gegend stark gefüllt. In der Nachbarschaft des Tumors an der Hinter- und Vorderfläche des Rückenmarkes einige kleine, knopfförmige Vorsprünge der gliösen Substanz. Hämorrhagische Zystopyelitis. Ausgeheilte disseminierte Granulartuberkel in allen Lungenlappen. Verkäsende Tuberkulose beider Nebennieren.

Bei der makroskopischen Untersuchung des in Formol gehärteten Präparates ist eine Tumormasse, die sich durch ihre Färbung und ihr homogenes glasiges Aussehen von dem normalen Rückenmarksgewebe abhebt und vom 8. bis 10. Dorsalsegment inklusive reicht, zu sehen. Im 8. Segment erscheint der Tumor im Querschnitt als ein etwa linsengroßes Feld in der grauen Kommissur. Auf den folgenden Querschnitten nimmt dieses Feld an Größe zu und erreicht ihr Maximum im 9. Segment, wo fast der ganze Querschnitt bis auf einen schmalen ventralen Saum erhaltenen Rückenmarksgewebes von der Tumormasse eingenommen wird. Nach unten gegen das 10. Segment, nimmt das Feld der Tumormasse wieder an Ausdehnung ab, hat seine Lokalisation wieder in den zentralen Teilen des Querschnittes und kann noch über das ganze 10. Dorsalsegment verfolgt werden.

Die mikroskopische Untersuchung der verdickten Stelle des Rückenmarkes (untersucht wurde nach der Nisslmethode, nach van Gieson, Markscheiden und Scharlachmethode; im Gebiete des Tumors und den angrenzenden Teilen des Rückenmarks alle Segmente, im Zervikalmark, im oberen Dorsalmark und im Lumbalmark jedes zweite Segment) ließ die Tumormasse als typisches tuberkulöses Granulationsgewebe erkennen. Im Gebiet der größten Ausbreitung im 9. Dorsalsegment sind auch zahlreiche Riesenzellen nachweisbar. Nach aufwärts und abwärts ließ sich die typische sekundäre Degeneration nachweisen. In der Intensität der absteigenden Pyramidendegeneration ist histologisch eine deutliche Differenz der beiden Seiten zu konstatieren.

Epikrise: Der autoptische Befund entspricht der bereits von Serko hervorgehobenen Erfahrung, daß in den meisten Fällen einer schlaffen Paraplegie eine tiefgreifende Schädigung des Rückenmarks durch die Obduktion erwiesen wird, womit aber keineswegs, da schlaffe Lähmungen unter Umständen restitutionsfähig sind, eine Kontraindikation gegen die Vornahme einer Laminektomie gelegen ist. Nach Serkos Untersuchungen läßt sich auch ein Zusammenhang zwischen der Art der Lähmung und Verlaufsweise insofern feststellen, als schlaffe Lähmungen zumeist bei akutem oder subakutem Krankheitsverlauf vorkommen. Unter 23 von Serko zusammengestellten Fällen schlaffer oder nahezu schlaffer Lähmung entwickelte sich die Lähmung in sechs Fällen subakut, in 14 akut und nur in drei Fällen chronisch. Auch unser Fall zeigte einen subakuten Verlauf. Auch andere Momente können bei der Entstehung von schlaffen Lähmungen mitspielen. So hält Serko mit Bezug auf eine von Nonne (Neur. Zentralbl. 1913, S. 430) geäußerte Ansicht auch eine toxische Einwirkung eines malignen Tumors auf das Rückenmark und einer sich auf dieser Grundlage entwickelnden Querschnittsmyelitis für möglich, wofür das auffallend häufige Vorkommen von malignen Tumoren unter den schlaffen Lähmungen spricht, und stellt die diagnostische Regel auf, daß sich rasch entwickelnde Lähmungen in Fällen, in denen die Symptomatologie auf einen extramedullären Prozeß hinweist und wo die spastischen Erscheinungen wenig entwickelt sind oder bald zu schwinden beginnen, für das Vorliegen einer malignen Geschwulst sprechen, wozu zu bemerken ist, daß eine toxische Wirkung im Sinne Nonnes, wie uns scheint, auch von einer tuberkulösen Geschwulst ausgehen kann (siehe auch unseren Fall XI). Ob in unserem Falle eine Operation Erfolg gehabt hätte, respektive ob der tödliche Ausgang durch die Laminektomie abgewendet oder auch nur verzögert worden wäre, ist mehr als zweifelhaft. Daß die Chancen der Operation intramedullärer Tumoren an und für sich keine schlechten sind, geht aus den bekannten Arbeiten von Veraguth, Brun, Krause, Oppenheim-Borchardt, Förster, Eiselsberg-Ranzi, Eiselsberg-Marburg u. a. deutlich hervor. Wird ja nach Borchardt nicht nur ein bei der Ausschaltung einer intramedullären Geschwulst gesetzter Verlust beider Hinterstränge und die Zerstörung der grauen Substanz in einer Ausdehnung von 1 bis 2 Segmenten vertragen, sondern sogar die völlige Zerstörung von Hinter- und Vordersträngen mit der inzwischen liegenden grauen Substanz ist bei Intaktheit der Seitenstränge gestattet!

Differentialdiagnostisch kam in unserem Falle nur eine Myelitis in Betracht, gegen die aber bis zu einem gewissen Grade der gar zu schleppende Verlauf, das Vorhandensein von Schmerzen, auch die — wenn auch nur teilweise — Raumbehinderung im Lumbalraum sprachen, Symptome, die vielmehr stärker für die Annahme eines Tumors in Betracht kamen. Die Frage, ob der vermutete Tumor extra- oder intramedullär gelegen sei, fiel in Anbetracht der anfänglich vorhandenen Asymmetrie und der Schmerzen für einen extramedullären ins Gewicht, war aber natürlich nicht mit Sicherheit zu entscheiden. Das Niveau der angenommenen Querschnittsunterbrechung war durch die obere Grenze der Sensibilitätsstörung gegeben, deren Grenze freilich nicht scharf war. Auffallend war auch die in Anbetracht des angenommenen Sitzes des Tumors im unteren Dorsalmark geringe Spastizität der Lähmung. Diese war, wie es retrospektiv den Anschein hat, vielleicht geeignet, die Annahme einer mehr diffusen Erkrankung des Rückenmarksquerschnitts nahe zu legen, und fiel demnach mehr für die Annahme eines intramedullären Tumors, respektive einer Myelitis ins Gewicht. Was die Art des Tumors anlangt, so war wegen der vorausgegangenen tuberkulösen Erkrankung die Annahme eines tuberkulösen Rückenmarksprozesses (Konglomerattuberkel, Pachymeningitis) bis zu einem gewissen Grade nahe gelegt, letztere (die Pachymeningitis) aber kam wegen der relativen Seltenheit dieser Meningenaffektion ohne begleitende Wirbelerkrankung weniger in Betracht. (Kommt sie bei einem kariösen Prozeß der Wirbelsäule — wie in der weiter unten folgenden Beobachtung XIII — vor, so hebt sie sich von dem Symptomenbild der spinalen Kompression nicht weiter ab.) Bemerkenswert ist die außerordentlich gesteigerte Reflxerregbarkeit unseres Falles. Sie bietet ein Analogon zu den tonischen Krampfzuständen, die von Förster bei zwei intramedullären Fällen beobachtet wurden.

Rein endomedulläre Geschwülste fanden sich unter unseren Beobachtungen nur zweimal. Die geringe Zahl scheint dem relativ selteneren Vorkommen intramedullärer Geschwulstbildungen zu entsprechen, da beispielsweise unter den 153 Fällen der Statistik Lenneps auch nur 16 intramedulläre Tumoren verzeichnet sind. Wir wollen daher auf die Symptomatologie und Differentialdiagnose unserer beiden intramedullären Fälle etwas näher eingehen. In beiden Fällen handelte es sich um intramedulläre Tuberkeln bei Individuen, von denen das eine eine rezente, das andere eine obsolete Lungentuberkulose aufwies. Tuberkel gehören bekanntlich zu den seltener auftretenden endomedullären Geschwülsten. Im Falle XI saß die Geschwulst im Lendenmark, wo nach Aschoff Tuberkel am häufigsten vorkommen, im Fall XII im unteren Dorsalmark. Im Falle XI begann die Erkrankung mit stechenden und während der ganzen Krankheit im Vordergrund stehenden Schmerzen, die anfangs im rechten Knie, später hauptsächlich in der Lenden- und Kreuzgegend lokalisiert waren. Auch im Falle XII bestanden von Beginn an Schmerzen, die zunächst dem Segmentbereich des Tumors angehörten, und später nach unten ausstrahlten. Schmerzen, sei es im Gebiete der betroffenen Wurzeln oder ausstrahlende Schmerzen, scheinen überhaupt bei intramedullären Tumoren den motorischen Lähmungserscheinungen nicht zu selten zeitlich vorauszugehen, und mit Reizung der schmerzleitenden Fasern im Mark zusammenzuhängen. Dies ist aber durchaus nicht immer der Fall. So bestand in einem Falle von de Sanctis bei einem intramedullären Tumor in der Höhe C_7 bis C_8 initiale Schwäche des linken Beines; auch in den Fällen 1 und 2 von Oppenheim-Borchardt gingen motorische Lähmungserscheinungen den sensiblen Reizerscheinungen voran, allerdings meinen die erwähnten Autoren, daß der Tumor in diesen beiden Fällen extramedullär entstanden und erst später ins Mark eingedrungen ist[1]). Zweifelsohne treten aber Schmerzen und andere sensible Reizerscheinungen bei intramedullären Tumoren ziemlich häufig als Initialsymptom, respektive in zeitlichem Zusammenhang mit motorischen Lähmungserscheinungen auf. So waren in zwei oder drei intramedullären Fällen Försters reißende Schmerzen in beiden Armen vorhanden, im dritten Falle fehlten allerdings trotz Ausdehnung des Tumors über das untere Zervikalmark, das obere und untere Brustmark die zu erwartenden Schmerzen der Arme und des Rumpfes. Auch Auerbach wies 1921 auf das Vorkommen hochgradiger und langdauernder Schmerzen bei intramedullären Tumoren hin. Aus früherer Zeit (1917) berichtete Förster über einen intramedullären Tumor mit der Ausdehnung von C_5 bis D_2, der als Initialsymptom reißende Schmerzen der Arme und Schwäche der Beine

---

[1]) Fall 173 von Eiselsberg-Ranzi (intramedulläre Zyste im unteren Halsmark) begann sogar ganz atypisch mit einem Ohnmachtsanfall, Übelkeiten, Brechreiz, Hinterhauptschmerzen, also einem auf akute Hirndrucksteigerung hinweisenden Symptomenkomplex.

aufwies. Und Raven (Deutsch. Zeitschr. f. Neur., Bd. 49, Fall 16) beobachtete 1913 einen Fall von Gliosarkom des ganzen Halsmarkes (Hinterstränge und linker Seitenstrang besonders befallen), der mit Parästhesien im linken Arm und „rheumatischen" Schmerzen im Nacken eingeleitet wurde. Ähnlich fanden sich auch in Beobachtung 172 von Eiselsberg und Ranzi bei einem intramedullären Tumor in der Höhe des 6. Brustwirbels Schmerzen der unteren Brustwirbelsäule, respektive krampfhafte, in die Schulter ausstrahlende Schmerzen und in Beobachtung 173 derselben Autoren bei einer Zyste im unteren Halsmark ausstrahlende Schmerzen im linken Hinterhaupt. Auch Elsberg weist auf das Auftreten von typischen Wurzelschmerzen bei intramedullären Tumoren, insbesondere solchen, die nahe dem Eintritt einer hinteren Wurzel im Hinterstrang sitzen, hin.

Wir sehen also, daß Schmerzen, wie überhaupt sensible Reizerscheinungen, bei intramedullären Tumoren so häufig vorhanden sind, daß ihre differentialdiagnostische Bedeutung für die Diagnose extramedullärer Tumoren wesentlich beeinträchtigt wird.

Nur der Vollständigkeit halber sei auf Serkos bekannten geistvollen Versuch, das Verhalten der Schmerzen zur Differentialdiagnose zwischen extra- und intraduralen Geschwülsten zu verwerten, hingewiesen. Leitungsschmerzen hält Serko nämlich für ein besonderes Kennzeichen intraduraler Tumoren, während die extraduralen durch Rückenschmerzen charakterisiert sein sollen. In unseren Fällen hatten zwei extradurale und ein intraduraler Leitungsschmerzen; ein zweiter intraduraler hatte Rücken- und daneben auch Leitungsschmerzen. Ferner meint Serko, daß die typischen intraduralen Tumoren (mit neuralgischen Schmerzen) meist solche der weichen Rückenmarkshäute sind. Von unseren fünf intraduralen Tumoren mit typischen neuralgiformen Schmerzen geht bloß ein Kaudatumor wahrscheinlich von den Leptomeningen aus, hingegen zwei mit Sicherheit, einer fraglich von der Dura. Ein Fall nimmt seinen Ausgang von den Nervenwurzeln (Kauda). Wir glauben auch, daß die scharfe Scheidung zwischen neuralgischen und Leitungsschmerzen, die Serko vornimmt, in praxi nicht immer durchzuführen sein dürfte und daß es sicher Fälle gibt, in denen neuralgische, Leitungs- und Rückenschmerzen gleichzeitig vorkommen.

Serkos Feststellung, daß die mit Schmerzen einhergehenden extraduralen Tumoren meist von den Wirbeln ausgehen, konnten auch wir bestätigen (fünf von sechs Fällen). Daß es aber auch extradurale, von den Wirbeln ausgehende Tumoren gibt, die niemals Schmerzen verursachen, beweist der Fall 177 von Eiselsberg-Ranzi (Fibrosarkom vom 4. Brustwirbel ausgehend). Wie Serko meint, sind die schmerzlos verlaufenden extraduralen Tumoren fast durchwegs solche der Dura oder des epiduralen Gewebes. Wir konnten überhaupt niemals einen ganz schmerzlosen Verlauf in einem verifizierten Falle feststellen.

Neuralgische Schmerzen im Initialstadium der extramedullären Tumoren, die nach Serko in 50% seiner Fälle fehlen (was Oppenheim für zu hoch hält), vermißten wir in sechs von 17 Fällen unseres Materials (35,3%).

Die Oberflächensensibilität erwies sich in unserer Beobachtung XII fast konstant, im Fall XI nur in geringem Grade herabgesetzt, worauf wir aus dem Grunde kurz hinweisen wollen, weil von manchen Autoren (z. B. Marburg-Eiselsberg) die komplette Sensibilitätsstörung als für endomedulläre Tumoren signifikant bezeichnet wird.

Die Untersuchung des Lumbalpunktates ergab in Beobachtung XI bei bestehender „Dissociation cytoalbuminique" negativen Queckenstedt, in Beobachtung XII nach Kompression der Venae jugulares einen verlangsamten Anstieg der Liquorsäule. Wir finden also in beiden Fällen Anhaltspunkte für eine, wenn auch nicht totale Blockierung des Lumbalraumes. Genauere Anhaltpunkte in der Richtung, ob ein intra- oder extramedullärer Tumor vorliegt, vermag uns, wie weiter unten genauer ausgeführt werden wird, die Lumbalpunktion derzeit nicht zu liefern; doch kommen positiver Queckenstedt und Xanthochromie mit „coagulation massive" bei extramedullären Tumoren sicher viel häufiger vor als bei intramedullären.

Schließlich sei noch bemerkt, daß die verschiedenen klinischen Gesichtspunkte, die für die Differentialdiagnose zwischen intra- und extramedullären Tumoren herangezogen wurden (der Grad der Ausprägung der Sensibilitätsstörung, die klinische Aufeinanderfolge von motorischen und sensorischen Reiz- und Ausfallserscheinungen, sekundäre Affektion der Wirbelknochen, das Auftreten von motorischen Reizzuständen), nach unseren Erfahrungen, da sie manchmal zutreffen und manchmal nicht, höchstens eine Wahrscheinlichkeitsdiagnose gestatten.

III. Wirbeltumoren

Lehrreich für das Zustandekommen der schlaffen Lähmungen ist auch folgende, kurz wiedergegebene

Beobachtung XIII. Leopold G., 43 Jahre alt, erkrankte vor sechs Jahren an „Pleuritis exsudativa". Im Februar 1923 traten stechende Schmerzen der Lendenwirbelsäule auf, im März steigerten sich die Schmerzen so, daß er nicht mehr gehen konnte. Im August 1923 wurde auf der Klinik Eiselsberg eine Verkeilung eines Knochenspanes aus der Tibia vom 12. Dorsal- bis zum 4. Lendenwirbel vorgenommen. Am 24. Oktober wurde ein Abszeß unter der linken Achselhöhle eröffnet und dicker, grüngelber Eiter entleert. Die Röntgenuntersuchung ergab Spondyloarthritis deformans der unteren Brustwirbel, Exostosen und brückenförmige Verbindungen zwischen den Wirbeln. Am 12. Jänner 1924 wurde er wegen der anhaltenden unerträglichen Schmerzen auf die Nervenklinik des Professors Wagner-Jauregg transferiert. Die neurologische Untersuchung, durch die Schmerzäußerungen des Patienten sehr erschwert, ergab eine totale Bauchmuskelparese, fast totale schlaffe Lähmung beider Beine (links nur schwache Zehenbewegungen), deutliche Atrophie des rechten Beines, A. S. R., P. S. R. +, starke Abschilferung der Haut an beiden Fußsohlen. Die Sensibilität zeigte keine Störung. Am 26. Jänner erfolgte unter Zeichen schwerster Kachexie der Exitus. Die Obduktion ergab ein Bronchuskarzinom des linken Oberlappens, vollkommene Zerstörung des 4. und 5. Lendenwirbels durch Tumormetastasen (eine Metastase fand sich auch im 1. Lendenwirbelkörper und im 1. Dorsalwirbelkörper).

Bei der histologischen Untersuchung zeigten sich im Lumbalmark oberhalb der Hauptkompression zahlreiche Degenerationsschollen in der Wurzeleintritts-zone und den lateralen Partien des Hinterstranges. Die Pyramide war intakt. Im unteren Dorsalmark, oberen Dorsalmark und Zervikalmark fand sich nach oben zu abnehmende Degeneration im Hinterstrang (im Zervikalmark an der Grenze zwischen dem Gollschen und Burdachschen Strang).

Der Fall ist deswegen interessant, weil trotz des Vorliegens eines malignen metastatischen Tumors, der zu schwersten Destruktionsvor-gängen in den Wirbeln führte, nirgends Veränderungen vorkommen, die der akuten Myelitis bei malignen Tumoren im Sinne Nonnes ent-sprechen würden. Die histologischen Veränderungen am Marke sind im Gegenteil im Verhältnis zu den klinischen Erscheinungen über-raschend gering. Man wird also im vorliegenden Falle den klinischen Effekt sicher nicht im Vorhandensein einer toxischen Myelitis suchen dürfen, sondern den Grund für die schlaffe Lähmung in der Intensität der Kompression durch den rasch wachsenden Tumor suchen müssen. Ein Beispiel für die häufig zu konstatierende Inkongruenz zwischen den klinischen Erscheinungen und dem histologischen Befunde bietet auch der Umstand, daß trotz der totalen Aufhebung der willkürlichen Be-weglichkeit die Py-bahnen intakt befunden wurden und daß trotz der-wenn auch relativ geringfügigen Veränderungen in der Wurzeleintritts-zone im Gebiete oberhalb der Hauptkompression sensible Störungen nicht konstatiert werden konnten.

In diesem Zusammenhange möchten wir auch ganz kurz auf einige von uns beobachtete Wirbelprozesse hinweisen, da diese selten ohne spinale Kompressionserscheinungen verlaufen und dadurch nicht selten differentialdiagnostische Schwierigkeiten verursachen.

Beobachtung XIV. Betrifft einen 13jährigen Patienten, Josef A., der im Jahre 1919 an einer vorübergehenden Schwellung des Bauches gelitten haben soll (Peritonitis?) und Anfangs Jänner 1921 mit heftigen und dauernden Kreuz-schmerzen erkrankte. Bald darauf entwickelte sich eine zunehmende Schwäche der Beine und Blasen- und Mastdarmstörungen. Bei der am 3. Februar 1921 erfolgten Aufnahme in die Nervenklinik Professor Wagner-Jauregg bestand eine spastisch-ataktische Lähmung der Beine, Störung der tiefen Sensibilität der Fuß- und Zehengelenke, Fehlen der B. D. R., Parese der Bauchmuskeln, Be-wegungsschmerz im Gebiete der mittleren Brustwirbelsäule ohne Kyphose oder Druckempfindlichkeit bestimmter Wirbel. Die Oberflächensensibilität war rechts von Seifferlinie D_4, links von D_6 an nach abwärts für alle Qualitäten gleich-mäßig herabgesetzt. Die Lumbalpunktion ergab Kompressionssyndrom mit posi-tivem Queckenstedt. Der Röntgenbefund war zunächst negativ. Mitte April (Patient befand sich vom 22. Februar bis 11. April in häuslicher Pflege) zeigte sich bereits eine deutliche Prominenz des 3. Dorsalwirbeldornes und Druck-empfindlichkeit des 2. bis 5. Dorsalwirbels. Die abermals vorgenommene Röntgenuntersuchung ergab den dringenden Verdacht konsumptiver Veränderun-gen der Zwischenwirbelscheibe zwischen dem 3. und 4. Dorsalwirbel und der betreffenden Brustwirbelkörper. Im Laufe des nächsten Halbjahres entwickelte sich eine starke Kyphose des 3. Dorsalwirbeldornes und eine starke Klopfempfindlichkeit dieses Wirbels. Auch trat Dekubitus am Kreuzbein auf. Anfangs November bekam der Patient unter hohem Temperaturanstieg eine linksseitige Pleuritis exsudativa, die eine Pleurapunktion nötig machte. Die spastische Lähmung wurde total, die sensible Störung rückte proximalwärts bis D_3 vor. Eine abermalige Lumbalpunktion ergab Zunahme des Globulin- und Gesamteiweißgehaltes bei konstantem Kompressionssyndrom. Mitte Dezember reichte die Sensibilitätsstörung beiderseits bis D_1, und zwar bestand von D_1 bis D_4 eine teilweise Herabsetzung der Empfindlichkeit, von da an kaudalwärts eine totale sensible Lähmung.

Am 26. Dezember erfolgte unter Erscheinungen schwerer Kachexie der Tod.

Obduktionsbefund: Caries tuberculosa der Wirbelsäule mit vollständiger Zerstörung des 3. und 4. Brustwirbelkörpers. Pachymeningitis tuberculosa externa in der Höhe der bezeichneten Wirbel, Kompressionsmyelitis des Rückenmarks. Prävertebraler kalter Abszeß, der mit der Pleura der linken Lunge verlötet ist, mit Durchbruch in die linke Pleurahöhle.

Epikrise: Bis zur ersten Entlassung des Patienten aus der Spitalsbehandlung mußte mangels bestimmter, auf das Ergriffensein des Wirbelskelettes hinweisender Symptome (der Bewegungsschmerz der mittleren Brustwirbelsäule schien uns ein zu vieldeutiges Symptom zu sein), insbesondere wegen des Fehlens von Veränderungen im Röntgenbilde und wegen des vorhandenen Kompressionssyndromes und der relativ raschen Progredienz an einen Tumor des Rückenmarks gedacht werden. Allerdings sprach die Jugend des Patienten bis zu einem gewissen Grade dagegen. Die in der Vorgeschichte erwähnte, mit Ödemen einhergehende Erkrankung des Unterleibs wies zudem mit einer gewissen Wahrscheinlichkeit auf eine Peritonitis tuberculosa hin, und damit schien schon aus statistischen Gründen eine spezifische Erkrankung der Wirbelsäule bis zu einem gewissen Grade nahegerückt. Bei der zweiten Aufnahme waren Zweifel über das Vorhandensein eines Destruktionsprozesses der Wirbelsäule dagegen nicht mehr möglich. Die hoch über das Segmentniveau des befallenen Wirbels hinausreichende Sensibilitätsstörung dürfte auf Ödem des Markes zurückzuführen sein. Der Verlauf des Falles zeigte auch das sonst mehr für intramedulläre Prozesse in Anspruch genommene Hinaufrücken der oberen Sensibilitätsgrenze in proximaler Richtung. Bemerkenswert sind auch gewisse leichte Schwankungen im Krankheitsverlaufe. Sie waren aber nur vorübergehend. Von einer operativen Behandlung (Albee) sahen wir in Anbetracht des Allgemeinzustandes und des fraglichen Effektes ab. Auch Förster (1920) sah in einem Falle von Spondylitis tuberculosa nach Laminektomie 'nur eine temporäre Besserung.

Beobachtung XV. Betrifft Emma K., ein 29jähriges Mädchen, dessen Mutter an Tuberkulose starb und die im September 1920 an schleimigen Durchfällen, etwa ein Jahr später an intensiven, nach vorne ausstrahlenden Schmerzen im Rücken erkrankte, die allen Behandlungsversuchen trotzten. Bald darauf traten Blasenbeschwerden und Stuhlträgheit auf. Ende 1921 verlor die Patientin plötzlich das Gehvermögen. Bei der am 22. Februar 1921 erfolgten Aufnahme auf die Nervenklinik Professor Wagner-Jauregg zeigte sie sich hochgradig abgemagert, Versuche, sich aufzusetzen, waren mit starken Schmerzen der Schultergegend und des Rippenbogens verbunden. Die neurologische Untersuchung ergab eine fast totale spastische Parese der Beine, auffallende Steifigkeit der Brustwirbelsäule, Druck- und Klopfempfindlichkeit des 4. bis 7. Dorsalwirbeldornes. Oberflächensensibilität: Vorne läßt sich von der Höhe des Proc. xyphoideus (Seifferlinie D_7) bis zur Nabelhorizontale eine deutliche Hypästhesie für Berührung, Schmerz und Temperatur feststellen. Hinten beginnt die hypästhetische Zone in der Höhe des 8. Brustwirbels, reicht bis unterhalb D_{12} und ist etwa entsprechend D_5 bis D_6 von einer hyperästhetischen Zone überlagert. Die Röntgenuntersuchung ließ einen Destruktionsprozeß im Bereiche des 5. bis 7. Brustwirbels, des 6. und 7. Rippenknöpfchens und der angrenzenden Spangenteile erkennen. Die Lumbalpunktion ergab Kompressionssyndrom mit positivem Queckenstedt. Bei der gynäkologischen Untersuchung fand sich eine etwas druckempfindliche, harte Resistenz im rechten Hypochondrium und ein auffallend großer, harter, sich rechts über die Symphyse vorwölbender Uterus. In den folgenden Monaten entwickelte sich ein Gibbus, entsprechend dem 4. Dorsalwirbel, ferner eine totale spastische Querlähmung, unter Intensivierung und Ausbreitung der Sensibilitätsstörung nach abwärts. Röntgenbestrahlung des erkrankten Wirbelsäulenbezirkes hatte nur kurz dauerndes Nachlassen der quälenden Schmerzen zur Folge.

28. Juni. Exitus letalis.

Obduktionsbefund: Äpfelgroßes kleinzelliges Rundzellensarkom des linken Ovariums. Diffuse Infiltration des linken Parametriums mit Übergreifen auf das rechte Ovarium. Inguinale und mesenteriale Lymphdrüsen durch Tumor substituiert. Im Körper des 5. Brustwirbels eine Metastase, übergreifend auf den 4. Wirbel, die den ganzen 5. und teilweise den 4. Wirbel substituiert und die Dura sowie das Rückenmark in dieser Höhe einbezieht.

Beobachtung XVI. Franz St., 61 Jahre, aufgenommen in die Nervenklinik am 19. Dezember 1921. Patient erkrankte anfangs Oktober 1921 mit überaus heftigen, krampfartigen Schmerzen in der Kreuz- und Lendengegend und im Abdomen, die bei Bewegungen gesteigert wurden und auch bei Bettruhe vorhanden waren. Kurz darauf traten zunehmende Gehschwäche, imperativer Harndrang und Stuhlverstopfung auf. Bei der Aufnahme auf die Nervenklinik bestand Fehlen der B. D. R., totale Lähmung beider Beine mit schwachen P. S. R. und A. S. R., leichtem Rigor der Muskulatur und sicherem Babinski. Die Sensibilitätsprüfung ergab wegen der Unzuverlässigkeit des Patienten nur unsichere Resultate, jedoch zeigte sich ziemlich konstant eine Herabsetzung sämtlicher Empfindungsqualitäten von L_2 bis S_3 (unter Aussparung der untersten Sakralsegmente) und eine Herabsetzung der Tiefensensibilität der Zehengelenke. Die Röntgenuntersuchung ergab schwere Destruktion des 1. Lendenwirbels, die Lumbalpunktion Kompressionssyndrom ohne Queckenstedt. Bis zur Entlassung aus der Nervenklinik — anfangs März 1922 — war der Lähmungstypus der Beine ausgesprochen spastisch geworden, rechts bestand Fußklonus und Babinski. Die Sensibilitätsstörung erstreckte sich von L_1 bis S_5. Schmerzen blieben dauernd im Vordergrunde. Da der Patient eine Operation ablehnte, wurde er in das Lainzer Versorgungshaus transferiert. Der daselbst in den letzten Lebensmonaten des Patienten erhobene neurologische Befund entsprach einer spastischen Paraplegie mit beiderseitigen Pyramidenzeichen, einer kompletten sensiblen Lähmung von L_1 bis S_5, Dekubitus, Zystitis. Am 2. November 1922 starb er. Der uns vom Leiter der Nervenabteilung der Siechenanstalt, Professor Dr. Pappenheim, mitgeteilte Obduktionsbefund hat folgenden Wortlaut: Myeloma multiplex ossis sterni, ossis frontis dimidii sinistri, corporum vertebrarum thoracalium XI et XII, nec non lumbalis I cum compressione medullae spinalis. Decubitus sacralis etc.

Epikrise: Auffallend ist hier, bei dem tiefen Sitz der Kompression, die anfangs nur angedeutete, später ausgesprochenere Spastizität der Lähmung, die sich unter anderem auch durch die nach anfänglicher Abschwächung aufgetretene Steigerung der P. S. R. kundgab. Sonst scheint ja bei Rückenmarkskompression ein Übergang einer schlaffen in eine spastische Lähmung vorzukommen. Auch Serko erwähnt einen Fall Siegels, bei dem eine — postoperative! — schlaffe Lähmung später wieder in eine spastische überging. Die hochgradige Destruktion der Wirbelsäule erklärt sich durch die bekannte Schädigung der Knochensubstanz durch das Myelom. Diese Geschwulstart scheint relativ selten die Ursache spinaler Kompressionsvorgänge zu bilden. So kommt z. B. in der 153 Fälle umfassenden Statistik von Lennep kein einziges Myelom vor.

Von den hier geschilderten drei malignen Knochentumoren konnte im Falle XV wegen seiner offenkundigen Malignität einer Laminektomie natürlich nicht das Wort geredet werden. Im Falle XVI war es zweifelhaft, ob es sich um einen primären Tumor handelt (im Falle XIII war wegen des Verdachtes eines kariösen Prozesses die Albeesche Operation vorgenommen worden). Bei den seltenen Fällen von primären Tumoren der Wirbelknochen — nach H. Schlesinger kommt auf 30 Wirbelgeschwülste ein primärer — wird man mit Rücksicht auf in der Literatur verzeichnete günstige Ergebnisse eine Laminektomie versuchen dürfen. Schlesinger selbst berichtet über einen mit gutem Erfolge operierten Fall eines primären Wirbelsarkoms.

IV. Caudatumoren

Beobachtung XVII. Johann N., 36 Jahre, in die Nervenklinik aufgenommen am 14. April 1923. Im Frühjahr 1923 erkrankte der Patient mit Kreuzschmerzen und Schwere in den Beinen. Er hatte, wie er angab, das Gefühl, „als ob die Sehnen zu kurz geworden wären". Bis August verschlechterte sich der Zustand bis zum völligen Verlust des Gehvermögens. Auch sollen damals fortwährend „nagende" Schmerzen in den Schenkeln, Waden und Hüften bestanden haben. Vom Dezember 1922 bis Jänner 1923 machte er eine Kur in Baden, durch die sich der Zustand des Patienten soweit besserte, daß er wieder mit zwei Stöcken gehen konnte. Seit Jänner 1923 war nach einer schriftlichen Mitteilung des behandelnden Arztes Dr. Hauswirt in Marienthal der linke P. S. R. erloschen, Sensibilitätsstörungen bestanden zunächst nicht. Später verschwand auch der rechte P. S. R., und es trat eine bis zum Poupartschen Bande reichende Sensibilitätsstörung auf. Im Laufe der nächsten Zeit verschlimmerte sich der Zustand wieder, das linke Bein konnte nicht mehr ausgestreckt werden. Drei Wochen vor der Aufnahme trat angeblich eine Schwellung der Beine und des Bauches auf. Seit dieser Zeit bestand auch Harnverhaltung und Obstipation. Schmerzen in den Beinen standen beständig im Vordergrunde.

Status praesens: Auffallende Blässe und Magerkeit, Temperatur 39,3, Puls 140, leicht unterdrückbar. Hirnnerven, obere Extremität ohne abnormen Befund. Abdomen stark aufgetrieben, Blasendämpfung über die Schamhaargrenze reichend. B. D. R. beiderseits vorhanden. Umfang des linken Beines infolge einer ödematösen Schwellung bedeutend größer als rechts. Puls in der Arteria dorsalis pedis und femoralis beiderseits tastbar, links vielleicht etwas schwächer. Muskeltonus beiderseits herabgesetzt, und zwar links deutlicher als rechts. Aktive Beweglichkeit rechts völlig erloschen, Spitzfuß- und Supinationsstellung des rechten Fußes. Links aktiv nur minimale Beugung im Kniegelenk möglich. P. S. R., A. S. R. und Fußsohlenstreichreflex fehlen, keine Pyramidenzeichen. Am Kreuzbein oberflächlicher Dekubitus und Ödem. Die unteren Lendenwirbeln druck- und klopfempfindlich. Oberflächensensibilität am linken Bein, von (L5?) S1 bis S5 gestört. Elektrischer Befund: Die Musc. rect. femoris, tibialis, flexor hallucis longus links faradisch und galvanisch unerregbar. Wassermann im Serum negativ.

15 bis 22. April. Ständige hohe Temperaturen bis 40°. Starke Prostration, rascher Verfall, Ausbreitung und Gangräneszenz des Dekubitus am Kreuzbein.

3. Mai. Zeichen von Herzschwäche, neurologischer Befund anscheinend unverändert, doch macht die Hinfälligkeit des Patienten eine genauere Untersuchung unmöglich.

5. Mai. Exitus letalis.

Zusammenfassung: Ein 36jähriger Mann erkrankt im Frühjahr 1922 mit Kreuzschmerzen und einem Gefühl der Schwere in den Beinen. Im Laufe eines Jahres verschlimmerte sich unter Zunahme der Schmerzen der Zustand bis zur völligen schlaffen Paraparese beider Beine. (Beginn der Parese und des Reflexverlustes links.) Im März 1923 traten Blasenstörungen auf. Relativ spät setzte eine alle Empfindungsqualitäten betreffende Sensibilitätsstörung am linken Bein im Gebiete L_5 bis S_5 ein. Elektrische Unerregbarkeit von mehreren den Segmentgebieten L_4 bis S_1 angehörenden Muskeln. Druck- und Klopfempfindlichkeit der unteren Lendenwirbel, des Kreuz- und Steißbeines. Rasch zum Tode führender Verlauf unter septischen Erscheinungen.

Obduktionsbefund: Vollständige Zerstörung des Os coccygis, wobei die Leptomeningen mit dem Knochen verwachsen erscheinen. Tumor (Sarkom der Leptomeningen?)[1], der die Umgebung weit infiltriert und die Cauda equina komprimiert. Diffuse Metastasen über der ganzen Pleura, in der Leber, den Nieren. Linksseitige Pyelitis, hochgradige eitrige Zystitis, septischer Milztumor. Am Gefrierschnitt einer Pleurametastase sieht man ein kleinzelliges Rundzellensarkom[1].

Epikrise: Die Art des Verlaufes, das Hervortreten neuralgischer Schmerzen im Krankheitsbilde, der Sitz der Sensibilitätsstörung, deren einseitige Ausprägung bei mangelnder Dissoziation wies auf eine Affektion der Cauda hin. Gegen die Annahme einer Konusaffektion

---

[1] Leider fehlt ein genauer autoptischer Befund über die obere Grenze der sarkomatösen Meningealaffektion.

sprach unter anderm auch das relativ späte Auftreten der Sensibilitätsstörung. Auch eine Meningitis serosa, wie sie von Oppenheim und
Krause, Gerstmann[1]) u. a. beschrieben wurde, war in diesem
Falle wegen des rasch progredienten malignen Krankheitsverlaufes
nicht anzunehmen. Eine syphilitische Affektion der Meningen oder des
Markes war in Anbetracht der Anamnese und der negativen Wasser-
mann-Reaktion unwahrscheinlich. Tuberkulose war im Hinblick auf
die von Anfang an vorhandenen Temperatursteigerungen und durch eine
Dämpfung der linken Spitze mit verschärftem rauhem Inspirium und
verlängertem Exspirium nicht auszuschließen. War demnach auch die
Art des die Kompression verursachenden Krankheitsprozesses im vorliegenden Falle nicht exakt zu lösen, so schien der foudroyante Verlauf,
die schwere Kachexie, das Vorhandensein von Ödemen der unteren
Extremitäten für einen malignen, die Beckenorgane betreffenden und
die Cauda komprimierenden Tumor zu sprechen. Als geschädigt waren
die Wurzeln L_5 bis S_5 anzunehmen, doch war im Hinblick auf die durch
den schweren Krankheitszustand des Patienten bedingte erschwerte
Untersuchung und auf die im Berichte des behandelnden Arztes enthaltene Angabe, daß die Sensibilitätsstörung (im Jänner 1923) bis zur
Leistenbeuge gereicht habe, hinsichtlich der Höhenbestimmung der
Affektion Vorsicht am Platze.

Beobachtung XVIII. Karl T., 65 Jahre, aufgenommen in die Nervenklinik am 11. April 1924.

Anamnese: Die Mutter des Patienten starb an Lungentuberkulose, andere
schwerere Erkrankungen sollen in der Familie nicht vorgekommen sein. Vor zehn
Jahren traten, besonders in der kalten Jahreszeit, Schmerzen in der linken
Hüfte und im Oberschenkel auf, die allmählich an Intensität zunahmen. Im
Sommer vorigen Jahres machte er eine Badner Kur durch, die aber keinen
Erfolg hatte. Seit $^3/_4$ Jahren besteht habituelle Obstipation und gelegentlicher
unwillkürlicher Stuhlgang. Im März-April 1923 trat eine wesentliche Verschlimmerung auf. Es bestanden quälende Schmerzen beider Beine (besonders
links) von blitzartigem Charakter, insbesondere beim Sitzen und Liegen. Nachts
stand er stundenlang neben seinem Bette, weil er es liegend nicht aushielt.
Trotzdem konnte Patient bis Weihnachten 1923 noch mit einem Stocke gehen.
Seit Jänner 1924 ist er bettlägerig. Sexus: Seit zirka zehn Jahren kein Ge-
schlechtsverkehr (Angabe der Gattin).

Status praesens: Seniler Habitus, mäßiger Ernährungszustand, Art.
radial. leicht geschlängelt, Pupillen gleich, etwas träge auf Licht reagierend.
Zunge wird gerade vorgestreckt, zeigt keine Atrophien. Motilität beider oberen
Extremitäten mit Ausnahme eines groben senilen Tremors der gespreizten Finger
nicht gestört, Reflexe der oberen Extremität normal auslösbar. Thorakale
Atmung. Aufsetzen aus der Horizontalen mit Unterstützung der Arme und

---

[1]) Wiener klinische Wochenschrift Nr. 5, 1919. „Ein Beitrag zur Lehre
von Erkrankungen der Cauda equina.“ Der dort beschriebene, pathologisch nicht
völlig geklärte Fall weist in bezug auf Entwicklung der Krankheitserscheinungen
und Verhalten der Sensibilitätsstörung mit unserem viele Ähnlichkeiten auf.

leichter Nachhilfe möglich. B. D. R. oben rechts und links vorhanden, unten fehlend. Cremasterreflex beiderseits 0. Tonus beider unteren Extremitäten etwas herabgesetzt. Umfang der Oberschenkel an gleichen Stellen gemessen, r. = 40 cm, l. = 36 cm. Umfang der Unterschenkel r. = 27 cm, l. = 23 cm. Aktives Heben der Beine von der Unterlage geschieht beiderseits unter starker Schmerzäußerung, rechts etwas ausgiebiger als links. Die Kraft der Beuger und Strecker in beiden Kniegelenken relativ gut erhalten. Die Dorsal- und Plantarflexion des rechten Fußes annähernd normal, links sind alle Bewegungen im Fußgelenk und in den Zehengelenken herabgesetzt. Das Heben des äußeren Fußrandes gelingt links gleichfalls schwächer als rechts. P. S. R. und A. S. R. fehlen. Streichen der Fußsohle erzeugt beiderseits nur geringe Beugebewegungen in den Kniegelenken. Babinski negativ. In beiden Musc. quadriceps, auch im Gebiete der rechten Glutäalmuskulatur tritt spontan und auf Hautreize hin geringgradiges fibrilläres Muskelzucken auf. Oberflächensensibilität: Untersuchung durch ungenaue Angaben äußerst erschwert, doch ist eine fleckweise, nicht scharf abgrenzbare Hypästhesie, Hypalgesie und Thermhypästhesie an den lateralen Partien der Unterschenkel bei wiederholten Prüfungen immer wieder nachzuweisen. Tiefe Sensibilität der Zehengelenke stark herabgesetzt. Wirbelsäule ohne auffällige Deviation, ohne Klopf- oder Druckempfindlichkeit einzelner Wirbel. Lumbalpunktion 15. April: Xantochromer Liquor. Anfangsdruck über 120 mm, nach Ablassen von 1 cm³ sinkt der Druck auf 60 mm herab. Kompression unwirksam. Normaler Zellgehalt, kolossale Eiweißvermehrung, Ross-Jones bei 40fach verdünntem Liquor noch positiv, Coagulation massive. Ein aus dem Liquor gewonnenes Ausstrichpräparat ergab bezüglich Zellen ein negatives Resultat. Dagegen fanden sich in einem Koagulum, das sich beim Stehenlassen des Liquors am Grunde der Eprouvette bildete, bei Hämatoxylin-, Eosin- und Thioninfärbung spärliche, abgerundete Gebilde, die mit zu Schollen konfluierenden, tröpfchenartigen Pigmentmassen gefüllt waren, und sehr spärliche große Zellen mit einem breiten Protoplasma (bei Hämatoxylin-Eosinfärbung, bald homogen, bald mehr fleckig gefärbt) und einem großen, mehr blassen, ovalen, manchmal auch runden Kern.

Dekursus: Mitte Mai: Ständige Klagen über unerträgliche Schmerzen im Rücken und in den Beinen. Die Sensibilitätsstörung im Unterschenkel beginnt dicht unter den Knien, und ist, soweit die unzuverlässigen Angaben des Patienten eine Beurteilung gestatten, von strumpfförmiger Beschaffenheit. Völlige Blasenlähmung und schwere Zystitis (mit Verweilkatheter und Lapisspülungen behandelt).

26. Mai. Lumbalpunktion: Liquor zähflüssig, gelblich. Langsamer Anstieg im Steigrohr bis 90 mm. Weder auf Husten noch auf Halsvenenkompression tritt eine Veränderung ein. Desgleichen lassen sich nach Öffnen des Hahnes nur wenige Tropfen Liquor erhalten (Verstopfung des Nadellumens durch Koagulation).

Zusammenfassung: Der jetzt 65jährige Patient erkrankte vor zehn Jahren an heftigen blitzartigen Schmerzen der linken Hüfte und des linken Oberschenkels, aber erst im letzten Jahre traten mit einem Übergreifen der Schmerzen auf die rechte Seite Gehunfähigkeit und Mastdarmstörungen auf. Die neurologische Untersuchung ergab eine schlaffe, hauptsächlich die periphersten Teile betreffende Lähmung beider Beine mit stärkerer Beteiligung und hochgradiger Atrophie des linken, Fehlen der unteren B. D. R., der P. S. R. und A. S. R., fibrillären Zuckungen im Musc. quadriceps bds. und der rechtsseitigen Glutaealmuskulatur.

Ferner eine anscheinend nur die lateralen Partien beider Unterschenkel betreffende, dann strumpfförmige, schließlich abgerechnet von fleckweisen, die linke Extremität betreffenden Aussparungen ziemlich gleichmäßig von L_3 bis S_5 (links hinten S_2 fast völlig ausgespart) reichende Sensibilitätsstörung. Die Lumbalpunktion ergab Xanthochromie und Coagulation massive. Queckenstedt positiv.

Unsere Diagnose lautete auf einen hochsitzenden Kaudatumor, doch war ein im Lumbalmark in der Höhe L_1 bis L_2 sitzender, das Mark in dieser Höhe komprimierender Prozeß nicht mit Sicherheit auszuschließen. Für eine Kaudaaffektion fiel der Beginn der Erkrankung mit Schmerzen, das Hervorstechen der Schmerzen im Krankheitsbilde, die vorwiegend linksseitig ausgeprägte degenerative Muskelatrophie und Parese des Beines ins Gewicht. Der Lumbalpunktionsbefund war nicht geeignet, eine differentialdiagnostische Klärung zu bringen, da Xanthochromie und Koagulation bei Tumoren der unteren Rückenmarksabschnitte und der Kauda in gleicher Weise vorkommen. Wir empfahlen daher, der Probelaminektomie eine Lipiodoleingießung vorauszuschicken, die am 30. Mai in der Klinik Eiselsberg von Prof. Dr. Denk vorgenommen wurde. Das Lipiodolhauptdepot setzte sich in der Höhe des 11. Brustwirbels fest, kleinere Mengen waren in der Intervertebralscheibe zwischen 8. und 9. Brustwirbel zu sehen. Der Lipiodolbefund sprach demnach für eine Blockierung in der Höhe des 11. Brustwirbels, resp. des 4. Lumbalsegmentes, was auch ungefähr der oberen Grenze der Sensibilitätsstörung entsprach, und sich auch mit der hochgradigen Blasen- und Mastdarmstörung in Einklang bringen ließ, aber, wie sich zeigen wird, nicht dem autoptischen Befunde entsprach.

In den nächsten Tagen nach der Lipiodolprobe war der neurologische Befund im ganzen unverändert, eine genaue Feststellung des Grades der Parese war wie früher so auch jetzt wegen der hochgradigen Schmerzen, die bei der geringsten Lageveränderung der Beine in verstärktem Maße auftraten, nicht gut möglich. Soweit also der Zustand des Patienten überhaupt eine genaue Untersuchung gestattete, zeigte sich die aktive Beweglichkeit beider Beine außerordentlich herabgesetzt. Links waren nur geringe Fuß- und Zehenbewegungen, rechts kaum diese ausführbar. Die Sensibilitätsprüfung ergab eine links vorne medial über dem Kniegelenk, lateral am Kniegelenk beginnende und bis zur Fußspitze reichende, rechts vorne eine am Kniegelenk beginnende, aber fleckweise ausgesparte Herabsetzung aller sensiblen Qualitäten. Hinten zeigte — abgesehen von inselförmigen Aussparungen, die links mehr ausgesprochen waren wie rechts — die Sensibilitätsstörung ziemlich deutlich den Charakter der „Reithosenanästhesie".

Am 12. Juni 1924 wurde von Hofrat Professor Eiselsberg die Laminektomie vorgenommen. Auszug aus dem Operationsprotokoll: Freilegung der Wirbelbogen und Abtragen des 10., 11. und 12. Brustwirbels und des 1. Lendenwirbels. Es zeigte sich, daß die Lipiodolfüllung ungefähr in der Höhe des 11. Brustwirbelkörpers gelegen ist und vielleicht auch noch das Gebiet des

12. Brustwirbelkörpers in sich einbezieht. Nach Eröffnung der Dura wird nach oben zu sondiert und die Passage frei gefunden. Ungefähr 3 *cm* unterhalb des 2. Lendenwirbels kommt die Sonde beim Sondieren nach unten auf einen Widerstand. Der 2., 3. und 4. Lendenwirbelbogen wird abgetragen und nun zeigt sich, daß ungefähr in der Höhe des 2. Lendenwirbels die obere Kuppe eines kleinhühnereigroßen Tumors gelegen ist, der die Kaudafasern nach vorne und rückwärts zu verdrängt und der mit der Dura fest verwachsen ist. Seine Auslösung gelingt in toto.

Der entfernte Tumor hatte die Größe $5^1/_2 : 3 : 3$ *cm*, war von derb elastischer Konsistenz und höckeriger Oberfläche und bis auf die hellerstückgroße Abtragungsfläche allseits von einer zarten, stellenweise verdickten fibrösen Kapsel umhüllt. Die Schnittfläche wies eine gelblichweiße Farbe und feinkörnige Struktur auf. An zwei Stellen der Oberfläche traten Nervenstämmchen in den Tumor ein, beziehungsweise aus demselben aus.

„Mikroskopisch bestand die Geschwulst aus ziemlich gleichförmig erscheinenden, mäßig protoplasmareichen Zellen mit chromatinreichen, runden oder ovalen Kernen. Diese Zellen waren meist in schmalen Zügen angeordnet, die durch kernarmes Bindegewebe voneinander gesondert waren. Der Gefäßreichtum der Geschwulst ist gering. Im Zusammenhang mit dem makroskopischen Befund liegt ein reichlich von Bindegewebe durchzogenes Neurocytom, beziehungsweise Neurinom vor, das auch mit Rücksicht auf die bindegewebige Komponente Neurofibrom genannt werden kann." (Der obenstehende Befund stammt aus dem pathologischen Institut des allgemeinen Krankenhauses, Professor Maresch.)

In den ersten Tagen nach der Operation schienen die Schmerzen etwas verringert und die aktive Beweglichkeit in den Knien und Fußgelenken gegenüber dem Befunde vor der Operation deutlich gebessert. Bald traten aber die Schmerzen wieder in stärkerem Grade auf (besonders rechts). Der Patient wehrte jede Lageveränderung wegen der mit ihr verbundenen Schmerzen in den Beinen und der Hüftgegend ängstlich ab. Der Dekubitus über dem Kreuzbein wurde trotz peinlicher Pflege von Tag zu Tag größer, so daß die Transferierung des Patienten in die Wasserbettabteilung des Spitales Rudolfsstiftung notwendig wurde. Dort starb er am 13. August 1924.

Obduktionsbefund: Linksseitige aszendierende Pyelonephritis mit ausgedehnter Abszeßbildung bei chronischer Zystitis und Pyelitis. Status nach Laminektomie im Bereich der Lendenwirbelsäule mit Vernarbung des Operationsbereiches und Verwachsung der Dura mit dem Rückenmark an dieser Stelle. Ausgedehnter verjauchter Dekubitus über dem Os sacrum, sowie an den Beugeseiten der unteren Extremitäten. Das Rückenmark wurde in 10% Formalin aufbewahrt.

Das in Formalin gehärtete Rückenmark zeigte, angefangen vom oberen Dorsalmark bis nach abwärts, eine gelbliche Verfärbung (Lipiodol?). Vom untersten Dorsalmark bis zum Sakralmark war der Dura hinten außen ein schwieliges Gewebe aufgelagert. Vom Sakralmark terminalwärts fehlte die Dura ganz. Im erhaltenen Teile der Dura war makroskopisch nirgends Tumorgewebe zu sehen; auch die Kaudafasern erwiesen sich bei makroskopischer Betrachtung intakt.

Mikroskopische Untersuchung:

Unteres Dorsalmark: Pyramidenbahnen intakt. Die Wurzeleintrittszone nebst den anschließenden lateralen Teilen des Hinterstranges intakt, die mittleren Teile des Hinterstranges degeneriert im „Scharlachrotstadium". Meningen fibrös verdickt, Lymphozyten vermehrt. Zahlreiche große Zellen vom Typus der Körnchenzellen (zum Teil mit Pigmentschollen gefüllt).

Oberstes Lumbalmark: Die von der Degeneration verschonte laterale Zone der Hinterstränge ist etwas schmäler, das übrige Rückenmark intakt. Meningen bindegewebig verdickt, mäßig mit Lymphozyten infiltriert, die Körnchenzellen haben an Zahl zugenommen. Die Zahl der Vorderhornzellen ist relativ gering, der Rest der Zellen ist schwer verändert, einzelne Zellen geschwollen, andere geschrumpft, zum Teil vollständiger Zerfall der Tigroidschollen (Bild einer „Sklerose").

Mittleres Lumbalmark: Die Degeneration der Hinterstränge reicht bis an die graue Substanz der Hinterhörner und auch die eintretenden Wurzeln sind degeneriert. Der bisher erweiterte Zentralkanal zeigt normalen Umfang. Zellveränderungen ein(links)seitig besonders intensiv ausgesprochen: Sämtliche Vorderhornzellen geschwollen, der Tigroidschollen fast ganz beraubt, zum Teil von feinkörnigen bis staubförmigen Resten der Nissl-Substanz erfüllt, zum Teil homogen blaßbläulich gefärbt. Alle Zellen stark pigmentiert.

Unteres Lumbalmark: Die ganzen Hinterstränge und die hinteren Wurzeln von Degeneration betroffen, das übrige Rückenmark auch hier frei. Die Degeneration der Vorderhörner zwar noch einseitig stärker betroffen, die Differenz aber nicht mehr so beträchtlich wie oben.

Sakralmark: Die ganzen Hinterstränge samt den hinteren Wurzeln degeneriert. Zellveränderungen in den Vorderhörnern geringer.

Zusammenfassend betrachtet, entsprechen die gefundenen mikroskopischen Veränderungen einer sekundären Degeneration nach Wurzelkompression. Interessant ist die entsprechend der stärkeren Ausprägung der Lähmungserscheinungen der linken unteren Extremität gefundene Intensität der Zellveränderungen derselben Seite.

Die differentialdiagnostischen Erwägungen, hinsichtlich des Sitzes des Krankheitsprozesses wiesen in den beiden letzten Fällen auf eine hochsitzende Kaudaläsion hin, und zwar wegen des schleichenden Beginnes, des langsamen Verlaufes, des Dominierens der Schmerzen[1]), der Asymmetrien (im Falle XVII die einseitige Sensibilitätsstörung, im Falle XVIII die einseitig stärker entwickelte Atrophie und Lähmung), wegen des Fehlens einer dissoziierten Sensibilitätsstörung — wenn auch bei Kaudaaffektionen Dissoziation vorkommt —; demgegenüber waren freilich auch Symptome vorhanden, die mit einer Markschädigung gut vereinbar waren, so im letzteren Falle die fibrillären Zuckungen der Glutaealmuskulatur und der Mm. quadric. (freilich können diese auch durch eine Wurzelreizung bedingt sein), die relativ stark entwickelte Atrophie des linken Oberschenkels, bis zu einem gewissen Grade auch in beiden Fällen das Überwiegen der motorischen Ausfallserscheinungen über die sensiblen. Die zuletzt erwähnten Momente schienen uns aber gegenüber den für eine Kaudaaffektion sprechenden Argumenten weniger in Betracht zu kommen.

---

[1]) Schmerzen fallen bekanntlich für die Diagnose einer Kaudaaffektion überhaupt sehr ins Gewicht, wenn sie auch erst im späteren Verlaufe der Krankheit und wenig ausgeprägt vorkommen können (siehe zum Beispiel Gerstmann, Zeitschrift f. d. ges. Neur. 29, Heft 2, Fall 3).

Die obere Grenze der Läsion ist im Falle XVII leider aus dem Obduktionsbefunde nicht zu entnehmen. Im Falle XVIII befand sich der gefundene Tumor in der Höhe des 2. Lendenwirbels, so daß das Fehlen des Kniesehnenreflexes in diesem Falle wie die übrigen Ausfallserscheinungen damit gut in Einklang gebracht werden können.

Das Resultat der Lumbalpunktion, nämlich das Auftreten des Froinschen Symptomes im Liquor, rückte die Annahme eines Tumors als Ursache der Raumbehinderung im Lumbalraume sehr nahe, ohne aber eine Entscheidung zu bringen, da die „coagulation en masse" bekanntlich auch durch meningitische Verwachsungen bei verschiedenen Formen der Meningitis vorkommt, also durchaus kein spezifisches Symptom des Rückenmarkstumors bildet. Als solches wird man auch den übrigens interessanten Befund Wallgreens eines „fremden Gefühles beim Eindringen der Nadel in die Tiefe" bei der Punktion eines Kaudatumors kaum bezeichnen können, weil sich nur in seltenen Fällen der Tumor oder Tumoranteile an der Stelle der Punktion finden werden. Auch der Versuch, den Sitz des Tumors durch Punktion an verschiedenen Stellen der Lumbalwirbelsäule und Untersuchung des an beiden Stellen gewonnenen Liquors zu bestimmen, dürfte auch nur selten zum Ziele führen, da sich das Froinsche Syndrom, wie Cushing und Ayer in fünf Fällen fanden (zitiert bei Hammes) und auch Esskuchen darlegt, auch im oberhalb des Tumors befindlichen Liquor findet.

Wenn wir uns dem klinischen Befunde nach zu der Annahme eines hochsitzenden komprimierenden Prozesses der Kauda entschieden (ein von Knochen ausgehender Prozeß war mangels Zeichen einer Knochendestruktion in unseren Fällen unwahrscheinlich, Lues — nach Oppenheim wohl die häufigste Ursache der nicht traumatischen Kaudaaffektionen — kam gleichfalls nicht in Betracht), mußten wir uns der Schwierigkeiten bewußt bleiben, die sich im Kauda-Konus-Gebiet einer strikten Diagnosenstellung durch das Vorkommen mannigfacher symptomatologisch einen Tumor vortäuschender Krankheitsprozesse entgegenwirken, und die nach Gamper[1]) in dem nicht unbeträchtlichen Prozentsatz von 31,5% vorkommen sollen.

---

[1]) Gamper selbst teilt als künftig sicher differentialdiagnostisch in Erwägung zu ziehende Beobachtung je einen Fall einer unter dem Bilde eines Kaudatumors verlaufenden arthritischen Lumbalwirbelerkrankung mit entzündlicher Kaudawurzelaffektion und eine unter dem Bilde eines komprimierenden Kaudaprozesses verlaufende Pachymeningitis spinalis tuberculosa interna mit. Coenen berichtete 1923 über einen als Konusaffektion aufgefaßten Fall (Beginn mit Schmerzen der Beine, fehlende A. S. R., Anästhesie in den Zonen L_2 und L_3 links und S_3 und S_4 beiderseits, Blasen- und Mastdarmanästhesie, Urinretention, ohne Atrophie und ohne Motilitätsstörung, Laminektomie ergebnislos, Exitus drei Tage später), den er im Hinblick auf den mikroskopischen Befund als

In beiden Fällen bestanden schwere Blasenstörungen mit Zystitis, die bei Kaudaaffektionen nur selten fehlen, wenn sie auch manchmal nur angedeutet sind (wie z. B. in einem Fall von Förster, in dem nur eine geringe Detrusorschwäche bestand).

Bemerkenswert ist die im Falle XVIII wenigstens während einer kurzen Krankheitsphase gefundene atypische, strumpfförmige Ausprägung der Sensibilitätsstörung.

Was die Art der Lähmungen anlangt, so bestand im Falle XVII eine fast totale Lähmung aller Muskeln der unteren Extremitäten, im Falle XVIII eine linksseitig vorwiegend und fast ausschließlich das Peroneus- und Tibialisgebiet betreffende Lähmung, wie sie von Serko als für Kaudatumoren charakteristisch bezeichnet wird. Erwähnenswert ist auch die einseitige Sensibilitätsstörung im Falle XVII[1]). Daß Kaudatumoren auch ganz ohne Sensibilitätsstörung verlaufen können, ist bekannt (siehe den bei Fahr zitierten Fall von Schidorsky: Fibrosarkom der 4. Sakralwurzel). Was die Prognose des Falles XVIII anlangt, so konnte infolge des Alters des Patienten ein wesentlicher Erfolg für die Herstellung der Motilität zwar nicht erwartet werden[2]), doch ließen die quälenden Schmerzen[3]) eine Laminektomie indiziert erscheinen. Tatsächlich hatte in den ersten Wochen nach der Operation eine vom Kranken sehr wohltätig empfundene Erleichterung seines Zustandes Platz gegriffen.

Die weitgehende Remission im Falle XVII könnte, so wenig eine sichere Erklärung für sie zu geben möglich ist, hier wie auch bei anderweitig lokalisierten raumbehindernden Prozessen des Lumbalraumes auf temporäre Veränderungen in den intralumbalen Druckverhältnissen bezogen werden. Eiselsberg-Ranzi berichten sogar über einen von ihnen später operierten Fall eines Kaudatumors (Beobachtung 176), bei dem Schmerzen im Kreuz und den Oberschenkeln nach vierjähriger Krankheitsdauer durch Gebrauch einer Kaltwasserkur gänzlich schwanden.

Meningomyelitis unbekannter Genese aufzufassen geneigt ist. (Der Fall, den wir nur aus dem Ref. kennen, ist übrigens keine reine Konusaffektion, da das Mark bis L_2 ergriffen ist.)

[1]) Einen hiehergehörigen Fall mit streng einseitiger Motilitäts- und Sensibilitätsstörung beschrieb auch Gerstmann (Zeitschrift für die ges. Neurol. und Psych. 39, Heft 2, 1915, Beob. 4).

[2]) Auch Cassierer und Schlesinger heben hervor, daß bei operierten Kaudatumoren die Dauerergebnisse im Vergleiche mit denen bei anderen Geschwülsten ungünstig sind.

[3]) Die wie im Falle XVIII beim Liegen aufgetretenen unerträglichen Schmerzen sollen für Kaudatumoren besonders charakteristisch sein ("Parkers Symptom"). Der Patient T. zeigte es insofern nicht rein, als er auch beim Sitzen über anfallsweise Schmerzen (wie Elektrisierung) klagte.

V. Paravertebrale Tumoren

Beobachtung XIX. Anna St., 18 Jahre, aufgenommen auf die Nervenklinik am 30. Oktober 1919. Vor drei Wochen Beginn der jetzigen Erkrankung mit Schmerzen und Formikationen der linken Schlüsselbeingegend, die sich auch auf den linken Arm ausdehnten. Bald darauf bemerkte Patientin eine zunehmende Bewegungsstörung der peripheren Teile des linken Armes und eine Verengerung der linken Lidspalte. Etwa acht Tage vor der Aufnahme in die Nervenklinik Professor Wagner-Jauregg nahm sie eine rasch wachsende Schwellung an der linken Halsseite wahr. Menopause seit zwei Monaten.

Status praesens: Anämisches, abgemagertes Individuum. Rechte Pupille weiter als linke. Licht- und akkomodative Reaktion prompt, linke Lidspalte enger als rechte. Links geringer Enophthalmus, Hirnnerven ohne abnormen Befund. An der linken Halsseite ist ein faustgroßer, nicht druckempfindlicher Tumor von derber Konsistenz, der von der Unterlage fast gar nicht verschiebbar ist, zu tasten. Der Musc. sternocleidomastoideus zieht über ihn hin, ohne mit ihm verwachsen zu sein. Bei anhaltendem Druck auf den linken äußeren Anteil des Tumors klagt Patientin über auftretende Parästhesien der linken Hand. Obere Extremität: Die ganze linke obere Extremität abgemagert, die linke Schulterwölbung etwas abgeflacht. Die Musc. deltoid., biceps und triceps gegenüber rechts deutlich paretisch (besonders der Musc. triceps). Beugung der Finger der linken Hand aufgehoben, auch Strecken der Finger und Abduktion des Daumens unmöglich. Sensibilität: Herabsetzung der Empfindung für alle Qualitäten medial an der Beugeseite des Oberarms, am ganzen Unterarm und der linken Hand, peripherwärts zunehmend, ulnar stärker ausgeprägt als radial. An der Streckseite am medialen Oberarm, dem ganzen Unterarm und der Hand, gleichfalls peripherwärts zunehmend und ulnar stärker ausgeprägt als radial. Die elektrische Untersuchung ergab normale Erregbarkeit der Muskeln des Schultergelenks und des Musc. biceps. Der linke Musc. triceps zeigte partielle E. A. R. Die Strecker des Handgelenks waren normal erregbar, die übrige Radialmuskulatur zeigte komplette Entartungsreaktion. Die vom Ulnaris und Medianus innervierte Muskulatur zeigte partielle E. A. R. (schon an der Grenze der kompletten). B. D. R. beiderseits erhalten. P. S. R. und A. S. R. r. = l., etwas gesteigert. Keine Pyramidenzeichen. Der chirurgische Befund lautete auf einen möglicherweise von den Nervenscheiden des Plexus oder von der Kapsel der Schilddrüse ausgehenden Tumor.

15. November. Seit drei Tagen Ameisenlaufen in beiden unteren Extremitäten. Zunehmende Gehschwäche, Nachschleifen des linken Beines. Am Thorax ist eine etwa zwei Finger über dem Nabel beginnende und gegen die Leisten zu reichende Herabsetzung der Schmerzempfindlichkeit zu konstatieren.

17. November. Paraparese beider Beine, aktive Beweglichkeit bis auf schwache Bewegungen in den Fußgelenken aufgehoben. Lagesinnempfindung der Zehen beiderseits stark gestört. Babinski links positiv.

18. November. Babinski beiderseits +, der linke P. S. R. sehr schwach, der linke A. S. R. nicht auslösbar, B. D. R. fehlen, taktile und algetische Hypästhesie nunmehr kaudalwärts bis zu den Zehen fortgeschritten, und zwar peripherwärts zunehmend. Heftige Klagen über reißende Schmerzen der linken oberen und beider unteren Extremitäten. Auftreten von Harnverhaltung. Patientin muß zweimal täglich katheterisiert werden.

19. November. Lumbalpunktion: Zellen 2, Nonne-A. bei 10facher Verdünnung noch positiv, Gesamteiweiß über 1⁰/₀₀, Kompression der Halsvenen unwirksam (Queckenstedt positiv).

20. November. Temperaturen bis 39,3; starker Schweißausbruch auf der rechten Körperhälfte, Anhydrosis links.

22. November. Temperatursteigerung anhaltend, Beweglichkeit der rechten Hand außerordentlich eingeschränkt, Sensibilitätsstörung jetzt von Seifferlinie D_4 nach abwärts reichend.

Die wegen Auftreten einer Dämpfung der Thoraxseite vorgenommene interne Untersuchung ergab ein ausgedehntes pleuritisches Exsudat der linken Thoraxhälfte, eine bald darauf vorgenommene Probepunktion ein hämorrhagisches Exsudat. Im Nativpräparat fanden sich außer Erythrozyten zahlreiche runde, granulierte Zellen mit randständigen Kernen, 20 bis 25 µ im Durchmesser (Tumorzellen?).

23. November. Heute normale Temperatur, in ruhiger Lage schmerzfrei, beim Umlegen über Schmerzen des ganzen Körpers klagend, ödematöse Schwellung der linken oberen Extremität, kleiner Dekubitus in der Gegend der Crena ani. Harn alkalisch reagierend, hämorrhagisch, wird ins Bett entleert.

25. November. Links am Boden der Mundhöhle einzelne harte Drüsen tastbar, der Halstumor fühlt sich hart an und wird beim Schlucken nicht mitbewegt. Linke obere Extremität total schlaff gelähmt. Rechte obere Extremität bis auf schwache Dorsalflexion der Hand- und Fingerbeuger gleichfalls gelähmt. Trizepsreflex rechts schwach auslösbar, links fehlend. Rad.-Periostreflex rechts auslösbar, links fehlend. P. S. R., A. S. R. beiderseits fehlend. Totale schlaffe Paraparese beider unteren Extremitäten. Am Thorax vorne von D_5 nach abwärts reichende vollständige sensible Querlähmung.

29. November. Patientin kann wegen aufgetretener Schlucklähmung flüssige Nahrung nur schluckweise zu sich nehmen. Nachts asthenische Delirien.

2. Dezember. Soporös, frequente Atmung, allgemeine Zyanose.

3. Dezember. Exitus letalis.

Zusammenfassung: Die 18jährige Patientin erkrankte anfangs Oktober 1919 mit Schmerzen und Formikationen der linken Schlüsselbeingegend, die in den linken Arm ausstrahlten. Bald darauf trat ein hauptsächlich die peripheren Abschnitte der Extremität betreffende ausgesprochene linksseitige Bewegungsstörung zugleich mit einer rasch wachsenden Schwellung der linken Halsseite auf. Die neurologische Untersuchung ergab linksseitigen Hornerschen Symptomenkomplex, eine atrophische Lähmung des linken Armes mit besonderer Beteiligung des Medianus- und Ulnarisgebietes und eine die mediale Hälfte des Oberarmes und den ganzen Unterarm betreffende Herabsetzung der kutanen Empfindlichkeit für alle Qualitäten (C_6 bis D_1). An der linken Halsseite war eine faustgroße Geschwulst von derber Konsistenz zu tasten. Innerhalb der nächsten 2 bis 3 Wochen entwickelte sich sukzessive eine totale schlaffe Lähmung beider Beine und der rechten oberen Extremität. Die Liquoruntersuchung ergab Vorhandensein des Kompressionssyndroms und positiven Queckenstedt. Blasen- und Mastdarmlähmung. Relativ spät entwickelte sich eine von D_4 kaudalwärts reichende totale sensible Querlähmung. Exitus unter Erscheinung von Schlucklähmung und schwerer Kachexie.

Diagnostisches: Die außen tastbare Geschwulst, der Befund

von Tumorzellen in der Pleuraflüssigkeit, das Kompressionssyndrom im Liquor cerebrospinalis, der rapide Verlauf der Krankheit unter schwersten Kompressionserscheinungen ließen über die Diagnose eines von außen in den Wirbelkanal wachsenden Tumors keinen Zweifel übrig. Während der Beginn der Erscheinungen einer Klumpkeschen Lähmung noch im Unklaren ließ, ob die komprimierende Ursache paravertebral oder im Wirbelkanal gelegen sei, sprach der weitere Verlauf und das Resultat der Punktion ganz deutlich für eine zunehmende Markkompression durch einen von außen in den Rückenmarkskanal gedrungenen Tumor. Das nach anfänglicher Reflexsteigerung eingetretene Verschwinden der tiefen Reflexe ließ, entsprechend der von Serko erwähnten diagnostischen Regel, daß rasch sich entwickelnde Lähmungen in Krankheitsfällen, die einen extramedullären Tumor vermuten lassen, und wo die spastischen Erscheinungen bald zu schwinden beginnen, für eine maligne Geschwulst sprechen, einen malignen Tumor vermuten.

Obduktionsbefund (Professor Bartl): Rundzellensarkom der linken Halsseite, ausgehend von den Halslymphdrüsen, mit Bildung eines überapfelgroßen, supraklavikulären Tumors, in Zusammenhang mit einem mit der Pleurakuppe verwachsenen intrathorakalen Tumor. Übergreifen des Neoplasmas auf die Wirbelsäule durch Bildung eines länglichen Tumors im Wirbelkanal und Kompression des Rückenmarks. Die Geschwulst beginnt links am unteren Rande des 5. Zervikalwirbels gewinnt der Tumor die größte Höhe und behält sie bis zum oberen Rand des 7. Zervikalwirbels. Die Länge des Tumors am fixierten Formolpräparat beträgt $6^1/_2$ cm. Er liegt der linken Seite der Dura an und ist mit ihr verwachsen. Beim Abheben der Dura und des Tumors bemerkt man eine Abplattung der seitlichen Partien des Rückenmarks. Die Abflachung ist am stärksten in der Höhe des 6. und 7. Zervikalwirbels. Die 6. Zervikalwurzel ist zum Teil, die 7. und 8. ganz vom Tumor eingescheidet. Ebenso die 1. Dorsalwurzel ganz, die 2. teilweise. Bei makroskopischer Betrachtung erweist sich die Zeichnung am 1. und 2. Dorsalsegment auf dem Durchschnitt ganz verwischt. Die Rückenmarkssubstanz ist in eine krümelige Masse verwandelt. Im 3. Dorsalsegment ist die Substanz konsolidierter, die Zeichnung noch immer nicht sichtbar. Im 5. Dorsalsegment findet sich eine zentral gelegene Höhle. Mikroskopie: (Untersucht wurden Stücke des Rückenmarks mit van Gieson, Nissl, Markscheiden- und Scharlachfärbung, und zwar alle Zervikalsegmente, das obere und untere Dorsalmark und das Lumbalmark). Bei der mikroskopischen Untersuchung zeigt sich, daß sich die Kompression vom 8. Zervikalsegment angefangen in stärkerer Weise geltend gemacht hat. Die Veränderung der Rückenmarkssubstanz in Gestalt eines diffusen Zerfalles des nervösen Gewebes erreicht im 2. Dorsalsegment ihren Höhepunkt und setzt sich in ziemlich starkem Maße auf das 3. Dorsalsegment fort, wo größere Gebiete des Rückenmarkquerschnittes, besonders aber die Pyramidenseitenstranggegend der linken Seite durch Körnchenzellen ersetzt sind, um dann allmählich abzuklingen. Aber bereits vom 5. Zervikalsegment an finden sich schwere Veränderungen der Vorderhornganglienzellen, und zwar blasige Schwellungen, Zerfall bis zum vollständigen Verschwinden der Tigroidschollen und Verlagerung des Kerns an die Peripherie. Diese Affektion führt an vielen Partien bis zum Untergang der Zellen. (Der Typus dieser Zellveränderung ist identisch mit der sogenannten

„primären Reizung" von Nissl.) Die Intensität der Zellveränderungen schwankt in den einzelnen Zervikalsegmenten, ist aber insbesondere stark ausgesprochen im 8. Zervikalsegment. Der Charakter der Zellveränderung entspricht also einer retrograden Veränderung durch Kompression der vorderen Wurzeln. Von der Kompressionsstelle aufsteigend, ist bei der mikroskopischen Untersuchung eine diffuse, aber nur auf einen geringen Teil der Fasern beschränkte Degeneration der Hinterstränge und der Kleinhirnbahnen, absteigend eine Pyramidendegeneration, die auch nur einen kleinen Teil der Fasern betrifft, nachweisbar. Die Pyramidendegeneration ist auf der linken Seite stärker ausgeprägt. Sie spricht sich in den Markscheidenpräparaten noch nicht in einer Lichtung aus, sondern nur in einer Lockerung des Gewebes infolge Schwellung der Markscheiden und Erweiterung der Gliamassen. Die Scharlachfärbung ergibt noch keine mit Scharlach färbbaren Zerfallsprodukte. Osmiumfärbungen konnten aus äußeren Gründen nicht vorgenommen werden. Oberhalb der Partien der stärksten Kompression, beziehungsweise der stärksten Rückenmarksveränderungen finden sich in den mikroskopischen Querschnittspräparaten in verschiedenen Partien mikroskopisch kleine Zerfallsherde, welche durch eine starke Schwellung der Markscheiden und der Achsenzylinder charakterisiert sind. So finden sich bei Markscheidenfärbung in C_8 in beiden Seitensträngen ganz kleine Herde von stark gequollenen, zum Teil zerfallenen Achsenzylindern, ohne sonstige Reaktion im Gewebe. Dann sind hier auch zahlreiche Zellheterotopien in die weiße Substanz vorhanden (einen ähnlichen Befund siehe in unserer Beobachtung XXI, Segment C_5).

Das Ergebnis der histologischen Untersuchung ist aus dem Grunde interessant, weil die Krankheit rasch zum Exitus führte und der Befund einen Einblick in die ersten Folgen der durch die Kompression gesetzten Gewebsschädigung gewährte. Nach Spielmeier (Histopathologie des Nervensystems) weist das Markscheidenpräparat in der zweiten Woche noch keine deutliche Lichtung auf, sondern nur eine Lockerung des Gefüges. Erst nach dem Ende der dritten Woche entwickeln sich die mit der Scharlachmethode nachweisbaren Abbauvorgänge. Das Bild der Pyramidenbahnen bei der Markscheidenfärbung, das negative Ergebnis der Scharlachfärbung würden also im Sinne Spielmeiers dafür sprechen, daß der Zerfall des Gewebes an der Kompressionsstelle erst jüngeren Datums ist, was mit dem klinischen Verlauf gut in Einklang gebracht werden kann. Der in diesem Falle zu konstatierende herdförmige Zerfall in den der stärksten Kompression benachbarten Partien (im Gegensatz zu einer weiter unten folgenden Beobachtung, wo es bei einer unvollkommenen Kompression durch eine peripachymeningitische Schwiele zu einer mehr diffusen Zerstörung kam), scheint also dafür zu sprechen, daß die Kompression im Beginn zu einer herdförmigen Erweichung der Rückenmarkssubstanz führt. Vielleicht wäre damit auch unter Zugrundelegung der Henschenschen Ansicht über die periphere Lagerung der langen Bahnen der Umstand zu erklären, daß die Sensibilitätsstörung, soweit sie zentral bedingt zu sein schien[1]),

---

[1]) Die zu Beginn allein vorhandene, nur die linke obere Extremität be-

ein von der Kompressionsstelle weit abliegendes Dermatom zuerst befiel (erst 14 Tage nach der Aufnahme in die Klinik zeigte sich am Rumpfe eine etwas über dem Nabel beginnende und bis zur Leiste reichende Herabsetzung der Empfindlichkeit).

Erwähnenswert ist die kurz nach der Entwicklung einer schlaffen Querlähmung bei der Patientin aufgetretene halbseitige Anhydrose. Bekanntlich ist bei Rückenmarkstumoren sowohl Herabsetzung, respektive Fehlen (siehe die Arbeiten von Phleps, Fall 5, Bikeles und Gerstmann), als auch Steigerung der Schweißsekretion beobachtet worden. So berichtet de Sanctis über eine eigene Beobachtung eines intramedullären Tumors in der Höhe C_7 bis C_8 mit profusem Schweiß der Gesichtshaut und der oberen Rumpfteile. Am häufigsten scheint halbseitiges Schwitzen zu sein, seltener Anhydrose. Frazier und Spiller fanden unter ihren Fällen einen mit rechtsseitigem Gesichtsschweiß bei einem Tumor in der Höhe C_7 bis C_8 und D_1 und einen zweiten mit Schwitzen über der rechten Orbita bei einem Tumor in D_6. Auch Fleck berichtet über ein extra- und intramedulläres Glioma sarcomatodes im Bereich des 5. und 6. Halswirbelkörpers, bei dem an der linken Gesichtshälfte und der Brust erhöhte Schweißsekretion zur Beobachtung kam. Diese sowie andere Beobachtungen, respektive der Vergleich zwischen dem Ort der Läsion und dem Ort des Schweißausbruches scheint die Ansicht Filimonoffs zu bestätigen, daß die Innervation der Schweißsekretion nicht mit der Segmentinnervation identisch ist. Sehr häufig finden wir z. B. Auftreten von Gesichtsschweiß bei Sitz des Tumors in den untersten Zervikalsegmenten. Was unseren Fall anlangt, so ist ein Stadium der Hyperhidrosis, wie sie Gerstmann als Zeichen einer leichteren Läsion des Rückenmarks vielfach dem Auftreten der Anhydrose vorausgehen sah, nicht zur Beobachtung gekommen[1]).

Das in unserem Falle beobachtete Einsetzen der Anhydrose nach kurz vorausgegangener Entwicklung einer schlaffen Paraplegie und

---

treffende Sensibilitätsstörung muß wohl peripher bedingt gewesen sein. Dafür spricht ihre Abweichung vom segmentalen Typus und bis zu einem gewissen Grade auch die Erscheinungen von Entartungsreaktion, die, wie schon Oppenheim hervorhebt, bei zentraler Druckwirkung wenigstens im Anfange der Erkrankung auffallend selten vorhanden zu sein pflegen, schließlich auch der Umstand, daß sich relativ spät unter Freilassung mehrerer Segmente eine Sensibilitätsstörung am Rumpfe entwickelte.

[1]) Gerstmann konnte in einzelnen Fällen mit Zunahme der Ausfallserscheinungen eine adäquate Zunahme der Schweißinnervationsstörungen, in einem Falle mit der Rückbildung der Lähmungserscheinungen auch eine Restitution einer Hypohydrosis auf dem Wege über die Hyperhydrosis zur Norm beobachten. Hieher gehört auch ein Fall von de Sanctis, wo nach Operation eines Tumors zugleich mit dem Auftreten einer vollständigen Leitungsunterbrechung ein Schwinden der Hyperhydrose beobachtet wurde.

ihr Auftreten auf der von der Lähmung stärker betroffenen Seite ist mit der Annahme von langen, das Rückenmark durchziehenden, mit den motorischen Bahnen zusammen verlaufenden (Schlesinger, Gerstmann) und die Schweißimpulse gleichzeitig leitenden Schweißbahnen gut verträglich. Nur in dem erwähnten Falle von Fleck bestand bei hauptsächlich rechtsseitiger motorischer Lähmung Schwitzen der linken Gesichtshälfte und Brust. Vielleicht ist der Fall so aufzuklären, daß die Anhydrosis der rechten Seite als Ausfallserscheinung, die Hyperhydrosis der linken Seite als normale sekretorische Erscheinung aufzufassen ist.

Die Abnahme der Reflexe im Terminalstadium muß in Anbetracht des Sitzes der Kompression als „Fernwirkung“ aufgefaßt werden. Das Wesen dieser Fernwirkung ist freilich hier wie sonst nichts weniger als aufgeklärt. Bastian und Bruns erklärten bekanntlich den Reflexverlust bei vollkommener Querschnittläsion durch Unterbrechung der Kleinhirnbahnen, die reflexerregend wirken, und der vom Großhirn kommenden Bahnen, die Reflexhemmung verursachen. Von anderen Autoren wird Reizung der reflexhemmenden Fasern der Pyramidenbahn für das Verschwinden der Reflexe verantwortlich gemacht (Schwarz, Sternberg und Harter, zitiert bei Kafka)[1]. Auch Zirkulationsstörungen, Steigerungen des Liquordruckes an den hinteren Wurzeln können dabei eine Rolle spielen. Bekanntlich hat auch Serko auf den Zusammenhang zwischen dem Tempo der sich entwickelnden Lähmung und der Art der Lähmung hingewiesen: Rasch einsetzende Lähmungen sind meistens schlaff. Auch der gleichfalls von Serko zitierten „toxischen“ Wirkung bösartiger Geschwülste wurde bereits gedacht. Welches aber auch die Ursache der in unserem Falle aufgetretenen schlaffen Lähmung ist, so sei festgehalten, daß hier eine völlige Querschnittsunterbrechung nicht vorliegt, und daß andererseits anatomische Veränderungen im Bereiche der fehlenden Reflexe nicht gefunden wurden.

Eine Operation war bei der großen Ausdehnung und dem raschen Wachstum der offenkundig malignen Geschwulst völlig aussichtslos. Daß aber bei außerhalb der Wirbelsäule entstandenen und in den Wirbelkanal vorgedrungenen Geschwülsten ausnahmsweise operativ eine glatte und dauernde Heilung erzielt werden kann, wird von Oppenheim bestätigt.

---

[1] Wie Kafka in seiner Arbeit über traumatische Rückenmarksaffektionen hervorhebt, ist das Verhalten des Kniephänomens bei totaler Querläsion ein verschiedenes und erklärt sich — bei seinen traumatogen entstandenen Fällen — nach seiner Meinung durch Verschiedenheit der Intensität und Schnelligkeit des Traumas und der dadurch gesetzten Fernwirkung. Ähnliches gilt für den Tumor. Auch die durch Tumoren bedingten Fernwirkungen auf die Reflexe peripheriewärts gelegener Segmente zeigen ein verschiedenes Verhalten.

Beobachtung XX. Eduard G. (in kurzem Auszuge). Bei einem 28jährigen Manne trat im August 1920 im Anschluß an einen Straßenbahnunfall (Sturz auf die rechte Körperseite) eine deutliche Schwäche des rechten, später des linken Beines auf. Seit dem Spätherbst 1920 bestehen Gefühlsstörungen der unteren Körperhälfte, insbesondere Gürtelgefühl. Der objektive Befund bei der Aufnahme ergab: Fehlen der B. D. R., Bauchmuskelparese, spastische Parese der Beine mit reflektorischen Spasmen (links deutlicher ausgesprochen), Störung der tiefen Sensibilität, Herabsetzung der kutanen Empfindlichkeit vorne und hinten von Seifferlinie D_6 kaudalwärts, Druckempfindlichkeit des 5. und 6. Brustwirbels, Vorwölbung der rechten Thoraxseite in der Höhe des 5. bis 7. Dorsalwirbeldornes und der Gegend der Ang. cost. Perkussionsschall über der Vorwölbung relativ gedämpft. Im Röntgenbilde ist rechts neben dem 3. bis 6. Dorsalwirbelkörper ein weichteildichter Tumor sichtbar. Lumbalpunktionsbefund: Typisches Kompressionssyndrom mit Queckenstedt.

Angenommen wird ein extramedullärer (paravertebraler), das Rückenmark von rechts komprimierender Tumor, obere Grenze in der Höhe D_6.

Laminektomie am 28. Februar 1921 (Professor Eiselsberg) im Bereiche des 3., 4. und 5. Brustwirbelkörpers. Der Wirbelkanal ist im ganzen bloßgelegten Bereich von einer grauroten, weichen Tumormasse erfüllt. Der Wirbelbogen des 5. Brustwirbels der rechten Seite ist vom Tumor durchwachsen, so daß die Knochenzange gleichsam in den Knochen hineinfällt. Der Dornfortsatz und rechte Anteil des 6. Wirbelbogens ist gleichfalls von Tumormassen durchsetzt, weich. Bei der Abtragung der erkrankten Knochenteile tritt deutlich Luft in die Paravertebralgegend ein. Unter Anwendung von Überdruck wird Luft in ziemlich großer Menge aus dem Paravertebralraum ausgepreßt, so daß angenommen werden muß, daß durch das Tumorgewebe hindurch Luft in den Pleuraraum eingedrungen ist. Die der Dura aufgelagerten Tumormassen werden mit dem scharfen Löffel ausgekratzt. Die Dura selbst ist zart und vom Tumor nicht durchwachsen.

Der histologische Befund des Tumors lautete: Spindelzelliges Fibrosarkom vom Wirbelperiost ausgehend.

Schon am dritten Tage nach der Operation zeigte sich eine Besserung in der Beweglichkeit der Zehen. Von diesem Tage an war eine fortschreitende Besserung der Motilität zu konstatieren, auch die Spannungen in der Muskulatur ließen nach. In der zweiten Woche merkte der Patient, daß sein Gefühl für kalt und warm an den Beinen wieder erwacht sei. Sechs Wochen nach der Operation vermochte sich der Patient bereits mit Unterstützung seiner Hände aus der horizontalen Lage im Bette zu erheben und das linke Bein bis zu einem Winkel von 45⁰ von der Unterlage zu heben (das rechte etwas weniger). Die Kniestrecker waren fast normal kräftig, die Kniebeuger mäßig paretisch. Fuß- und Zehenbeugung, sowie -Streckung waren beiderseits ziemlich kräftig. Der Muskeltonus war links und rechts noch deutlich erhöht, beiderseits war Patellar- und Fußklonus und Babinski vorhanden. Die obere Grenze der Sensibilitätsstörung befand sich jetzt entsprechend der Seifferlinie D_6 bis D_7, und war dem Grade nach geringer ausgesprochen als vor der Operation. Acht Wochen nach der Operation ging der Patient bereits mit einem Stocke im Zimmer herum, die obere Grenze der Sensibilitätsstörung stand in der Höhe D_8 bis D_9. Am 7. Mai wurde er nach Hause entlassen.

Am 31. Oktober 1924 stellte sich der Patient wieder vor. Er geht seit September 1921 wieder seinem Berufe nach (Kaufmann) und fühlt sich bis auf ein bei besonders anstrengenden Leistungen auftretendes Müdigkeitsgefühl in den Beinen völlig wohl. Zwei Jahre hindurch (1921 bis 1923) war er einer Röntgen-

bestrahlungskur (Dozent Dr. Sgalitzer) unterzogen worden (im ganzen 14 Bestrahlungen). Die neurologische Untersuchung ergab einen völlig normalen Befund.

Der glänzende Zustand des Patienten mehr als $3^1/_2$ Jahre nach
der Operation muß wegen der Schwere der Affektion besonders hervor-
gehoben werden. Daß auch die intensive Röntgennachbehandlung an
diesem schönen Heileffekt mitgewirkt hat, scheint nach den im ganzen
guten Ergebnissen der Röntgentherapie der spinalen Tumoren (siehe
insbesondere die Beobachtungen von O. Fischer) sehr wahrscheinlich.

VI. Pachymeningitis

Beobachtung XXI. Friedrich W., 41 Jahre, Aufnahme auf die Nervenklinik am 21. Jänner 1924.

Anamnese: Im Jahre 1917 litt der Patient an einem schweren Gelenks-
rheumatismus mit Befallensein beider Sprung- und Kniegelenke, der im Jahre
1922 zweimal rezidivierte. Bald darauf akquirierte er eine Gonorrhöe, derent-
wegen er in jahrelanger spezialärztlicher Behandlung stand. Sechs Wochen vor
der jetzigen Aufnahme traten Schmerzen in der Gegend der oberen Brustwirbel auf, die insbesondere bei expressorischen Akten bis in die Fingerspitzen
ausstrahlten. Auch über Formikationen der Finger beider Hände hatte er zu
klagen. Eine Woche vor der Aufnahme in die Klinik stellte sich nachts plötzlich eine Lähmung beider Beine und Harnverhaltung ein. Mit dem Beginn der Erkrankung blieben die Erektionen aus und ging die sexuelle Libido verloren.

Status praesens: Blasses, abgemagertes Individuum, auffallend steife
Kopfhaltung. Passive Bewegungen des Kopfes werden durch einen in allen Rich-
tungen fühlbaren muskulären Widerstand erschwert. Maximale passive Beugung
des Kopfes wird im Nacken schmerzhaft empfunden. Eine ausgesprochene Druckempfindlichkeit der Halswirbel oder paraspinale Druckschmerzhaftigkeit ist nicht
vorhanden. Pupillen etwas über mittelweit, rechts entrundet, Lichtreaktion
beiderseits etwas träge. Keine Störung im Bereiche der Hirnnerven. Obere Extremität: Muskeltonus etwas herabgesetzt, deutliche gleichmäßige Atrophie der
Muskeln an der Streckseite beider Unterarme. Die motorische Kraft besonders
in den Streckern des linken Ellenbogengelenks herabgesetzt. Hand- und Fingerbewegungen rechts und links unausgiebig, insbesondere Streckung, Spreizung
und Adduktion der Finger kraftlos. Händedruck schwach, Faustschluß mangelhaft. Die Interossealräume eingesunken, Thenar und Hypothenar beiderseits abgeflacht. Trizepsreflex rechts und links schwach auslösbar, Periostreflex beiderseits vorhanden. F. D. R. (Fingerdaumenreflex) beiderseits 0. Keine Ataxie, kein
Intentionstremor. Keine Druckempfindlichkeit der Supraklavikulargegend und der
Nervenstämme an den Oberarmen. Elektrische Untersuchung ergibt im rechten
Thenar und Hypothenar partielle E. A. R. — B. D. R.: Oben sehr leicht erschöpfbar, die unteren fehlend. Untere Extremität: Tonus herabgesetzt, nur die Adduktoren der rechten Seite zeigen einen etwas erhöhten Tonus. Aktive Beweglichkeit bis auf leichte Beugung in den Kniegelenken und geringfügige Zehenbewegungen aufgehoben. P. S. R. rechts sehr schwach, links deutlich auslösbar.
A. S. R. rechts und links schwach auslösbar. Links Babinski positiv. Die
Wirbelsäule nicht deformiert, auch im Dorsal- oder Lumbalteile nicht druck-
oder klopfempfindlich. Über dem rechten Trochanter ein fast handtellergroßes,
oberflächliches Dekubitusgeschwür, über dem Kreuzbein und dem linken Tro-

chanter beginnender Dekubitus. Die Resultate der Sensibilitätsprüfung wegen rascher Erschöpfbarkeit des Patienten ungenau und häufig einander widersprechend. Vom Poupartschen Bande abwärts ist scheinbar eine leichte Herabsetzung der Berührungsempfindung, von der Seifferschen Mamillarlinie kaudalwärts eine ebensolche Herabsetzung der Schmerzempfindung vorhanden. Tiefe Sensibilität der Zehengelenke leicht herabgesetzt. Bei Berührung der Zehen und Fußsohle treten häufig reflektorische Zuckungen der Beine auf. Eitriger Ausfluß aus der Harnröhre. Unmittelbar im Anschluß an die erste Untersuchung bekam der Patient einen synkopeartigen Anfall, indem eine zyanotische Verfärbung der Haut, von den Mamillen kranialwärts aufsteigend, und Schwäche des Pulses unter frequentem oberflächlichem Atmen eintrat. Nach Verabreichung von Herzstimulantien besserte sich der Zustand, kurz nachher trat aber nach der wegen Blasenhochstandes vorgenommenen Katheterisierung ein zweiter ähnlicher Anfall auf, der von Zuckungen der Gesichtsmuskulatur und tonischen Muskelkrämpfen beider Arme eingeleitet war. Auch diesmal rasche Erholung, nur die Zyanose hielt noch längere Zeit an und machte schließlich einer auffallenden Blässe Platz.

25. Jänner. Patient muß wegen Harnverhaltung zweimal täglich katheterisiert werden. Die Untersuchung des aus der Harnröhre gewonnenen Sekretes ergab zahlreiche Gonokokken. Temperatur über 38⁰. Patient klagt über häufiges Auftreten von Spontanzuckungen der Beine, die ihn besonders nachts am Schlafe hindern.

30. Jänner. Bei der heute vorgenommenen Sensibilitätsprüfung erweist sich die taktile Empfindlichkeit überall erhalten, die algetische ist von L_1 kaudalwärts herabgesetzt. Im gleichen Gebiete besteht auch eine Herabsetzung der Temperaturempfindung, doch läßt sich deren Grad und obere Grenze wegen Ungenauigkeit der Angaben des Patienten nicht feststellen.

13. Februar. Periostreflex der oberen Extremitäten nicht auslösbar. Zunahme der Spasmen an den Beinen. In beiden Kniegelenken besteht eine mit relativ geringem Kraftaufwande zu korrigierende Beugekontrakturstellung. Die Knie-S. R. sind rechts schwach, links nicht auslösbar (wegen der Spasmen). A. S. R. +. Beklopfen der Achillessehnen hat exzessive, unwillkürliche Beugebewegungen der unteren Extremität zur Folge. Linksseitige Störung der tiefen Sensibilität leichteren Grades. Oberflächensensibilität: Taktile Empfindlichkeit wie bei der letzten Untersuchung überall erhalten, Schmerzempfindlichkeit nur zwischen Nabel und Poupartschem Band herabgesetzt (siehe Befund vom 30. Jänner). Die Temperaturempfindung scheint nicht nur im Gebiete beider unteren Extremitäten, sondern auch über diese hinaus aufwärts bis in die Gegend des Nabels — aber mit unscharfer Grenze — herabgesetzt. Auch hinten ist — ohne daß es gelänge, sichere Grenzen zu ziehen — fleckweise die Schmerz- und Temperaturempfindung, letztere in hohem Grade, herabgesetzt. Röntgenuntersuchung der Wirbelsäule negativ.

Vom 13. bis 17. Februar befand sich Patient zwecks Behandlung der Urethritis und Zystitis auf der urologischen Abteilung der Klinik Hochenegg. Von dort wurde er wegen seiner rasch um sich greifenden Dekubitalgeschwüre in die Wasserbettabteilung der Klinik Riehl transferiert. Er vertrug aber die Wasserbettbehandlung so schlecht — merkwürdigerweise traten im Wasser erhöhte Spasmen und Spontanzuckungen der Beine auf —, so daß über seinen dringenden Wunsch am 20. Februar die Rücktransferierung auf die Nervenklinik erfolgte.

20. Februar. Der Kräfteverfall machte in den letzten Wochen rapide Fortschritte. Die Gesichtsfarbe des Patienten ist wächsern bleich, ein stark unter-

minierter, nekrotischer Dekubitus nimmt den größten Teil der Kreuzbeingegend ein, kreisrunde, fast handtellergroße Dekubitalgeschwüre sind auch rechts und links über den Trochanteren zu sehen. Die aktive Beweglichkeit der Finger beider Hände hat noch mehr abgenommen. Insbesondere links, wo Spreizung und Adduktion in allen Fingern nur andeutungsweise gelingt, indes rechts der erste bis dritte Finger in horizontaler Richtung noch einigermaßen beweglich ist. Streckung der Finger rechts mangelhaft, links annähernd normal. Patient vermag sich nur mit doppelseitiger Unterstützung aus der horizontalen Lage zu erheben. B. D. R. gänzlich geschwunden. Beide Beine in — besonders links —· schwer korrigierbarer Beugekontrakturstellung, so daß das Genitale wie eingeklemmt zwischen den Beinen liegt. P. S. R. wegen der Spasmen nicht auszulösen. Jede Lageveränderung der Beine löst exzessive Spontanzuckungen aus. Beim Bestreichen des lateralen Fußrandes tritt brüske Dorsalflexion sämtlicher Zehen auf. Die Schmerz- und Temperaturempfindung — links von D_{10} kaudalwärts, rechts zwischen D_7 und D_{10} — heute mehr subjektiv herabgesetzt. Tiefensensibilität der Fuß- und Zehengelenke nicht gestört.

22. Februar. Lumbalpunktion: Anfangsdruck 75 *mm*, minimale pulsatorische Schwankungen. Nach einigen, während der Punktion auftretenden Spontanzuckungen der Beine Drucksteigerung auf etwa 90 *mm*. Bauchpresse und Husten erzeugt gleichfalls, aber in geringerem Grade, Drucksteigerung. Kompression der Jugularvenen bleibt wirkungslos. Nach Ablassen von etwa 4 *cm³* Liquor sinkt der Druck unter 60 *mm*. Liquor klar, farblos. Ross-Jones positiv, bei 10facher Verdünnung bereits negativ. Gesamteiweiß zirka $^3/_4{}^0/_{00}$. Lymphozyten 2 im Kubikzentimeter. Wassermann im Liquor negativ. Nach der Punktion Temperaturanstieg bis 39,2.

4. März. Zunehmende Schwäche. In den letzten Tagen tägliche Temperatursteigerungen bis 39^0 und darüber. Völliger Appetitmangel. Der Dekubitus nimmt das ganze Kreuzbein und die angrenzenden Teile der Nates ein und legt das Periost des Os sacrum, beziehungsweise des rechten Trochanters frei. Ödem am rechten Fußrücken. Schmerzempfindung heute von D_7, die Temperaturempfindung etwa von D_{10} nach abwärts herabgesetzt, und zwar scheint die Wärmeempfindung stärker beeinträchtigt zu sein als die Kälteempfindung.

8. März. Neuerliche Transferierung ins Wasserbett.

12. März. Exitus letalis.

Zusammenfassung: Ein 41jähriger Mann, der bisher nur an rezidivierenden Gelenksentzündungen und Gonorrhöe gelitten hatte, erkrankte im Dezember 1923 mit bis in die Fingerspitzen ausstrahlenden, hauptsächlich nachts auftretenden Schmerzen im Rücken. Einige Wochen später traten Parästhesien der Finger auf. Mitte Jänner 1924 entwickelte sich plötzlich eine Lähmung beider Beine und Harnverhaltung. Der neurologische Befund bei der Aufnahme ergab geringe Nackensteifigkeit, atrophische Parese der kleinen Handmuskeln, Fehlen der unteren B. D. R., fast völlige, zunächst schlaffe Lähmung der unteren Extremitäten mit linksseitigem Babinski und häufigen Spontanzuckungen, unsichere und in ihrer Ausdehnung wechselnde, speziell nach oben schwer abgrenzbare, hauptsächlich die Schmerz- und Temperaturempfindung betreffende Herabsetzung der Oberflächensensibilität (obere Grenze fluktuierend um D_{10}), Kompressionssyndrom mit positivem Queckenstedt im Liquor. Eitrige Zystitis, Dekubitus schwersten Grades, Tod unter Erscheinungen schwerster Kachexie.

Diagnostisches: Die Diagnose eines im unteren Zervikalmark sitzenden Herdes ergab sich unschwer aus dem Vorhandensein atrophischer Lähmungen der Hände und Finger, das wechselnde Verhalten der Sensibilitätsstörung, deren unscharfe Grenze nach oben und die große Niveaudifferenz zwischen motorischer Parese und Sensibilitätsstörung ließ trotz manchen Umstandes, der für Tumor sprach, dennoch Zweifel darüber aufkommen, ob die komprimierende Ursache nicht anderer Natur sei. Eine Gliose mit multiplen Herden erschien unter diesen Umständen nicht unwahrscheinlich. Man konnte auch mit Rücksicht auf die durchgemachte Gonorrhoe an eine Gonokokkenmeningitis denken. Der Liquorbefund sprach aber der Erfahrung nach eher für einen Tumor als für eine andersartige Spinalaffektion. Auch die Schmerzen wiesen nach dieser Richtung, wenngleich die relativ wenig ausgesprochene und in ihrer oberen Grenze unbeständige Sensibilitätsstörung bei Tumoren seltener vorzukommen pflegt, als beispielsweise bei gliösen Prozessen. Sah man sich geneigt, einen Tumor anzunehmen, so war wegen der Fluktuation der oberen Grenze der Sensibilitätsstörung und wegen gewisser Dissoziationserscheinungen innerhalb der Sensibilitätsstörung eher an einen intramedullären Tumor zu denken.

Schon bei Lebzeiten des Kranken war zwecks Sicherung der Diagnose eines raumbehindernden Prozesses im Rückenmarkskanale eine Lipiodolinjektion in Aussicht genommen worden. Da aber das rasche Fortschreiten der Kachexie dieses Vorhaben vereitelte, wurde nach erfolgtem Exitus 1 cm^3 Lipiodol durch die Membrana atlantookzipitalis der in sitzender Stellung befindlichen Leiche unter Röntgenkontrolle injiziert (Prof. Denk, Dr. Mayer, Zentralröntgeninstitut). Das Röntgenbild zeigte ein an der Schädelbasis sitzendes Hauptdepot, von dem ein zirka $3^1/_2$ cm langer, zündholzdicker Streifen nach abwärts reichte. Außerdem fanden sich mehrere verstreute, erbsengroße Depots, die bis zum 7. Halswirbel reichten.

Obduktion am 13. März: Bei der Entnahme des Rückenmarks muß die Dura mater spinalis von der Mitte des dorsalen Abschnittes an von der Hinterfläche der Wirbelkörper mit dem Messer scharf abgelöst werden. Nach Entnahme des Rückenmarks findet sich die Vorderfläche der Dura mater spinalis im Bereiche des ganzen Zervikalabschnittes und über diesen hinweg bis zum Abgang der 5. Dorsalwurzel mit käsig-eitrigen, dickflüssigen Massen bedeckt. Dadurch ist die Dura bis auf 4 mm im Durchschnitt verdickt. Die Innenfläche dieses im Sinne einer Pachymeningitis externa veränderten Duraabschnittes ist glatt, die Medulla spinalis platt gedrückt, weich. Im Duralsack — im lumbalen Abschnitt und über der Cauda equina — leicht getrübter Liquor. Kavernöse Phthise der Lunge, besonders des Spitzenanteiles, mit granulärer Aussaat über die ganzen Lungen. Adhäsive Pleuritis besonders links. Hochgradige aufsteigende

Pyelonephritis. Eitrige Zystitis, akute Milzschwellung. Die Untersuchung der Wirbelsäule (Körper und Bogen), sowie auch der Schädelbasis, besonders der Umgebung des Foramen occipitale magnum auf tuberkulöse Veränderungen fiel negativ aus. Auch das Periost ist vollständig intakt. Mikroskopische Schnitte durch die veränderte Pachymeninx cervicalis ergaben den Befund eines an Epitheloid- und lymphozytoiden Zellen reichen Granulationsgewebes, das sich besonders in den Randpartien findet, während die zentralen Anteile vollkommen verkäst sind. An den Schnitten sind reichlich Tuberkelbazillen nachweisbar[1].

Mikroskopischer Befund: (Untersucht wurden C_1, C_2, C_5, C_7, D_2, D_4, D_6, D_{11}, mit der Scharlach-, Markscheiden-, van Gieson- und Nisslmethode). Auf Grund der histologischen Untersuchung sind die Folgen der Kompression im ganzen Zervikalmarke (vom 2. Segmente angefangen) nachzuweisen, und zwar in Form eines mäßigen, diffusen, frischen Markscheidenzerfalles in den Hinter-, Seiten- und Vorderseitensträngen. Neben diesem diffusen Zerfall finden sich über dem Querschnitt verstreut in verschiedenen Gegenden des Querschnittes — ähnlich wie in Beobachtung XIX — kleine Zerfallsherde. Die durch den Krankheitsprozeß entstandene Kompression der Seitenstränge hat zu einer absteigenden Pyramidendegeneration geführt, die aber nur einen Bruchteil der Pyramidenfasern betrifft, so daß sich die Degeneration kaum auf die Hälfte der die Bahn konstituierenden Fasern erstreckt. Im mittleren und unteren Zervikalmark (C_7) sind Veränderungen der Zellen in den Vorderhörnern vorhanden, welche sich auf einen größeren Teil derselben erstrecken. Sie besteht in einem Zerfall der Tigroidschollen und einer Schwellung des Protoplasmas.

Die erwähnten kleinen Erweichungsherde, die sich in den verschiedensten Partien des Querschnitts auch in den verschiedensten Bahnen nachweisen lassen, sind bemerkenswert. Möglicherweise sind durch solche Herde manche vorübergehende, umschriebene Symptome bedingt, möglicherweise sind auch die mit dem Ort der Kompression nicht übereinstimmenden Sensibilitätsstörungen durch solche Herde zu erklären. Ob die Zellveränderungen durch eine Kompression der vorderen Wurzel hervorgerufen und in diesem Falle als Nissls primäre Reizung zu deuten oder als Folge der Markkompression zu betrachten sind, läßt sich in diesem Falle nicht mit Bestimmtheit entscheiden. Entsprechend dem klinischen Befund weist das mikroskopische Bild Zeichen eines frischen Zerfalls der Marksubstanz auf. Die Art der gefundenen Läsion drängt den Gedanken auf, daß — hätte die komprimierende Ursache beseitigt werden können — eine weitgehende Restitution zu gewärtigen gewesen wäre.

Epikrise: Das Ergebnis der Obduktion, eine Pachymeningitis tuberculosa als Ursache der Kompression, bereitete uns einige Überraschung, da nicht nur Pachymeningitiden tuberkulöser Natur ohne Karies der Wirbelsäule sehr selten vorkommen (Prof. Maresch konnte anläßlich der erwähnten Demonstration nur je einen analogen Fall von

---

[1]) Das anatomische Präparat des Falles wurde in der Sitzung des Vereins für innere Medizin und Kinderheilkunde vom 20. März 1924 von Professor Maresch demonstriert.

Baumann und Schamschen anführen)[1]), sondern auch Pachymeningitiden anderer Genese zu den seltenen Ursachen spinaler Kompression gehören[2]), deren noch auf Leyden zurückgehende Kardinalund Initialsymtome (Rückenschmerz, Wirbelsteifigkeit und Wurzelneuralgien) als anderwärts in der Symptomatologie der Rückenmarkstumoren häufig vorkommend, immer differentialdiagnostische Schwierigkeiten verursachen dürften. Auch die von Cassirer als charakteristisch hervorgehobenen Symptome des protrahierten Verlaufes und der Schwankungen im Zustandsbilde hat die Pachymeningitis mit anderen Affektionen des Rückenmarks gemeinsam. Mendel und Selberg wieder berichten über einen Fall von Pachymeningitis dorsalis hypertrophica (Meningomyelitis), welche das Bild eines in der Höhe des 11. Dorsalsegmentes links gelegenen Rückenmarkstumors mit Druck auf die rechte Rückenmarkshälfte vortäuschte. Erst die Operation brachte die Aufklärung.

Die unter unseren Augen zur Entwicklung gekommenen spastischen Erscheinungen der unteren Extremitäten, insbesondere die relativ rasche Entwicklung einer beiderseitigen Beugekontraktur muß auf die infolge der Druckwirkung entstandene Zunahme der Pyramidenläsion zurückgeführt werden. In einem gewissen Gegensatz hiezu steht freilich das relative geringe Befallensein der Pyramidenseitenstränge in den dem Kompressionsbereich entnommenen histologischen Präparaten.

VII. Ungeklärte Fälle

Beobachtung XXII. Ignaz St., 60 Jahre, aufgenommen in die Nervenklinik am 28. April 1921.

Anamnese: Patient war früher nie krank. Die jetzige Erkrankung begann am 10. Februar 1921 mit Kältegefühl in den Unterschenkeln, Obstipation und Appetitlosigkeit. Nachts hatte er abwechselnd Kältegefühl und Schweißausbrüche. Drei Wochen vor der Aufnahme starke Zunahme der Beschwerden: Kreuzschmerzen, Schmerzen und Kältegefühl in den Unterschenkeln, gürtelförmige Spannung in Nabelhöhe, Einknicken der Beine beim Gehen, Bamstigkeitsgefühl in den Knien.

Status praesens: Kräftig gebaut, mäßig guter Ernährungszustand, Cor aorticum. Hirnnerven ohne abnormen Befund. Fahle Gesichtsfarbe. Obere Extremitäten von normaler Motilität und Reflexerregbarkeit. B. D. R. und Cremaster-

---

[1]) Einen gleichfalls sehr seltenen Fall einer isolierten Meningitis interna tbc. veröffentlichte Gerstmann — auch Oppenheim erwähnt, daß die Meningitis tbc. meist von Tuberkulose der Wirbelkörper induziert sei, und betont die Schwierigkeiten der Differentialdiagnose gegenüber Tumor.

[2]) Eine interessante, hiehergehörige Beobachtung teilt Luce mit, nämlich eine akute septische Peripachymeningitis lumbalis mit Beteiligung der Cauda equina, ausgehend von einem osteomyelitischen Herde. Als gleichfalls seltenes Vorkommnis wird die von Oppenheim zitierte Beobachtung Schicks einer Pachymeningitis nach Diplokokkenbronchitis zu betrachten sein.

reflex 0. Untere Extremitäten: Diffuse Parese beider Beine, besonders der Hüft-
und Kniebeuger. Die Muskulatur fühlt sich schlaff an, die Strecker am Oberschenkel sind vielleicht etwas atrophisch. P. S. R. und A. S. R. 0. Plantarreflex
beiderseits herabgesetzt, Kniehakenversuch rechts und links mit deutlichem
ataktischen Schwanken. Muskelsinn im Bereiche der Fuß- und Zehengelenke fast
aufgehoben, Lagesinn beiderseits mäßig, aber deutlich gestört. Babinski negativ.
Stehen mit geschlossenen Augen kaum möglich. Gang kleinschrittig, breitspurig,
etwas watschelnd und schwankend. Oberflächensensibilität: Von D_{10} nach abwärts reichende Hyperalgesie. Druckempfindlichkeit des 2. bis 4. Lendenwirbels.

Die Röntgenuntersuchung ergab spondylarthritische Randexostosen der
ganzen Dorsalwirbelsäule. Im Rektum und Prostata kein Tumor nachweisbar.
Stuhl angehalten.

12. April. Lumbalpunktion: Lymphozyten: eine Zelle im Kubikzentimeter, Gesamteiweiß $0,4^0/_{00}$, Nonne-A. bei 5% noch opaleszent. Liquor fließt in großen
Tropfen ab. Wassermann im Liquor und Serum negativ. Pandy +++.

2. Mai. Heute ergibt die Sensibilitätsprüfung an Stelle der geschilderten
Hyperalgesie eine von D_{10} nach abwärts reichende, distalwärts zunehmende,
schwere Hypästhesie und Hypalgesie, respektive Anästhesie und Analgesie. In
der Streckmuskulatur der Oberschenkel traten lebhafte fibrilläre Zuckungen auf.
Bei Bestreichen des lateralen Fußrandes nehmen die Zehen beiderseits
Fächerstellung an. Pressen beim Urinieren. Stehen und Gehen un-
möglich. Die am 2. Mai wiederholte Lumbalpunktion ergibt bei gleicher
Globulinfraktion ein Anwachsen der Zellzahl (drei im Kubikzentimeter) und eine
Vermehrung des Gesamteiweißes $(1^0/_{00})^1)$. Druck 140 *mm*. Bei Kompression der
Ven. jugularis kein Ansteigen der Liquorsäule (Queckenstedt positiv). Bei Ent-
leerung von 13 *cm³* Liquor sinkt der Druck auf 0.

Bei einer am 22. Juni vorgenommenen Sensibilitätsprüfung zeigte sich die
Sensibilität ab D_{10} für alle Qualitäten stark herabgesetzt, und zwar distalwärts zunehmend bis zur völligen Aufhebung, nur rechts hinten zwischen Seifferlinie D_{10} und dem Darmbeinkamm eine hyperästhetische und hyperalgetische
Zone.

Auffallend war das Resultat der am 30. Juni abermals vorgenommenen
Lumbalpunktion[2]). Es zeigte sich nämlich, abgesehen von einer Abnahme des
Globulin- und Gesamteiweißgehaltes, die Kompression der Halsvenen wieder
normal wirksam.

Am 1. Juli erfolgte die Transferierung des Patienten auf die Klinik
Professor Eiselsberg, wo ein trotz Wasserbettbehandlung bis auf den
Knochen reichender, gangräneszierender Dekubitus zu einer zunehmenden
Kachexie und am 19. Juli zum Exitus letalis führte.

Zusammenfassung: Ein 60jähriger Patient erkrankte anfangs
Februar 1921 mit gesteigerter Ermüdbarkeit und Kältegefühl in den
Beinen, zwei Monate später traten neben zunehmender Gehschwäche,
Gürtelgefühl in Nabelhöhe, Parästhesien der Beine und Kreuzschmerzen
auf. Der Nervenbefund ergab eine schlaffe Paraparese der Beine (die
binnen kurzem zur völligen Gehunfähigkeit führte), degenerative

---

[1]) Punktionsbefund vom 2. Mai: Pandy +++, Z. = 3, Globulin in 50%
Verdünnung trüb, in 5% ±, Gesamteiweiß = $1^0/_{00}$. Wassermann negativ.

[2]) Punktionsbefund vom 30. Juni: Pandy ±, Zell = $^2/_3$, Globulin
50% ++, 5% 0, Gesamteiweiß $0,5^0/_{00}$. Queckenstedt negativ.

Atrophie der Streckmuskulatur beider Oberschenkel, eine schwere Störung der Oberflächensensibilität von D_{10} kaudalwärts, eine schwere Störung des Muskelsinns der Zehen und Fußgelenke, Druckempfindlichkeit des 2. bis 4. Lendenwirbels. Röntgenologisch fand sich eine Spondylarthritis der Brustwirbelsäule. Die Lumbalpunktion ergab bei der ersten Punktion Kompressionssyndrom mit positivem Queckenstedt, bei Wiederholung der Punktion unter Abnahme der Eiweißmenge ein Negativwerden des Queckenstedtschen Symptoms.

Diagnostisches: Der progrediente Verlauf, die Schmerzen, der wenn auch nur temporär vorhandene positive Queckenstedt, bis zu einem gewissen Grade auch das Fehlen von Blasenbeschwerden sprachen gegenüber der Annahme einer Myelitis eher für einen raumbehindernden Prozeß im Lumbalraum. Eine Schwierigkeit bildete die Feststellung des Niveaus, denn die ziemlich konstante obere Grenze der Sensibilitätsstörung in D_{10} und das Fehlen der B. D. R. ließ sich mit der konstanten Druckempfindlichkeit des 2. bis 4. Lendenwirbels — wenngleich letzterem Symptome nur eine geringere Bedeutung für die Höhenlokalisation zukommt — nicht in Einklang bringen, auch nicht mit dem Vorhandensein einer schlaffen Lähmung (wenn man von den selteneren Fällen absieht, wo bei sehr raschem Krankheitsverlaufe eine schlaffe Lähmung auch bei hochsitzender Kompression — häufig durch maligne Tumoren verursacht — auftritt). Die degenerative Affektion der Oberschenkelmuskulatur und das Fehlen der P. S. R. konnten, indem sie auf einen Sitz der Affektion zwischen L_2 und L_4 hinwiesen, gleicherweise einer Mark- und einer Kaudaläsion ihre Entstehung verdanken. Die schlaffe Lähmung und die Empfindlichkeit der Lumbalwirbel ließen sich nun gut unter einen Hut bringen, wenn man eine Kaudaaffektion in der Höhe des 2. Lendenwirbels und das Hinaufreichen der Sensibilitätsstörung als durch Ödem bedingt annahm. Dagegen sprach freilich die Konstanz der Sensibilitätsgrenze, auch das Fehlen einer Asymmetrie der motorischen oder sensiblen Symptome. Über die Art des die angenommene Kompression verursachenden Krankheitsprozesses ließ sich nichts bestimmtes aussagen. Für einen tuberkulösen oder luetischen Prozeß ergab sich kein Anhaltspunkt.

Nicht wenig rätselhaft war das Verschwinden des Queckenstedtschen Symptomes nach der zweiten Punktion! Offenbar war es zu einer Aufhebung des totalen Abschlusses des Lumbalraumes gekommen. Was aber war die Ursache? Konnte in diesem merkwürdigen Verhalten ein Hinweis auf die Art des komprimierenden Prozesses gefunden werden? Handelte es sich um meningitische Verwachsungen, die durch die wiederholte Punktion, respektive die durch sie bedingten Druckschwankungen gelockert wurden? Auf jeden Fall schien in Anbetracht der drohenden Zunahme der Kompressionserscheinungen eine

Probelaminektomie gerechtfertigt. Sie mußte aber wegen des rasch progredienten Leidens unterlassen werden.

Obduktionsbefund: 20. Juli. Multiple frische, pneumonische Infiltrate in beiden Lungenunterlappen, chronisches Ödem beider Lungen, chronische fibrinöse Pleuritis, Dilatation beider Herzventrikel mit Atrophie und parenchymatöser Degeneration des Myokards, Wirbelsäule ohne Besonderheiten. Im Lendenmarke hochgradige Fäulnis, Zeichnung verwischt. In der Marksubstanz vereinzelte blutige Pünktchen. Myelitis (?). Zahlreiche flache Osteome der Leptomeningen.

Leider gestattete der Obduktionsbefund (eine Konservierung, respektive histologische Verarbeitung des Rückenmarks ist leider unterblieben) über die Feststellung hinaus, daß keine Wirbelsäulenaffektion, kein extramedullärer und, soweit die makroskopische Besichtigung darüber Aufschluß geben kann, auch kein intramedullärer Tumor vorlag, keine weitergehenden Schlüsse. Auch für das Vorhandensein einer Kaudaaffektion ergab der autoptische Befund keine Anhaltspunkte. Dem klinischen Bilde nach wäre die Symptomatologie des Falles auch mit der Annahme einer funikulären Myelitis vereinbar. Für sie sprach das Zurücktreten der Schmerzen im klinischen Bilde, der Beginn mit Kälteparästhesien, die Hypotonie, das Fehlen der Reflexe und die distalwärts zunehmende Sensibilitätsstörung. Gegen funikuläre Myelitis sprach das relativ hohe Lebensalter, der etwas zu rasch progrediente Verlauf, der Liquorbefund, insbesondere auch das Fehlen vorausgegangener anämischer oder kachektischer Zustände. Eine Entscheidung ist mangels eines histologischen Befundes leider nicht zu treffen, um so weniger als rein klinisch, wie Henneberg hervorhebt, die funikuläre Myelitis (z. B. durch das Auftreten von Kontrakturen in den Beinen, einer mehr weniger abgrenzbaren Sensibilitätsstörung am Rumpf) einer Querläsion des Rückenmarks sehr ähnlich werden kann. Der Schwierigkeit der Differentialdiagnose ist es auch zuzuschreiben, daß Fälle von funikulärer Myelitis als vermeintliche Rückenmarkstumoren laminektomiert wurden (Fälle von Bonhöffer, Nonne und Fründ, zitiert bei Henneberg). Auffallend ist in unserem Falle das Auftreten wie nicht minder das spätere Verschwinden des Queckenstedtschen Symptomes, ein Verhalten, das ich bisher außer postoperativ, nach Beseitigung eines raumbehindernden Tumors, nie beobachten konnte und das auch meines Wissens in der Literatur nicht beobachtet ist. Möglicherweise bietet einen gewissen Schlüssel zur Aufklärung dieses Vorkommnisses die Deutung, die Gamper einem Falle gab, in dem Erscheinungen einer organischen Kaudaläsion vorhanden waren — dem Verlaufe nach auf einen komprimierenden Prozeß hindeutend —, die im Anschluß an eine Lumbalpunktion restlos verschwanden. Der Röntgenbefund im Falle Gampers ergab eine Arthritis deformans der Lendenwirbelsäule und der angrenzenden Teile des Kreuzbeines und

Gamper erklärte sich den Prozeß der Kauda durch Übergreifen des vertebralen Entzündungsprozesses auf den Wirbelkanalinhalt, aus einer sekundären Meningitis, die durch das Zusammenwirken entzündlicher Veränderungen im Gebiete der Wurzelscheiden mit einer durch sie bedingten Drucksteigerung im Liquor die den klinischen Erscheinungen zugrundeliegende Wurzelschädigung verursachte. Eine solche Wurzelschädigung auch in unserem Falle anzunehmen, wäre ja vielleicht nicht zu weit hergeholt; denn ein Tumor lag nicht vor — das ergab sich aus dem autoptischen Befunde mit Sicherheit —, für das Vorhandensein eines myelitischen Prozesses gab es zwar, wie wir oben ausführten, klinische Hinweise, leider ließ aber hier der Obduktionsbefund völlig im Stiche, andrerseits war auf das Vorhandensein eines chronischen vertebralen Entzündungsprozesses der Lendenwirbelsäule aus dem Röntgenbefunde einer dorsalen Spondylarthritis (bis zu einem gewissen Grade auch aus der Druckempfindlichkeit des 2. bis 5. Lendenwirbels) mit Vorbehalten ein Schluß zulässig. Schließlich konnte auch der normale Zellbefund, wie es Gamper in seinem Falle tut, damit erklärt werden, daß der hypothetische zirkumskripte meningitische Prozeß nicht im freien Duralraum, sondern an der Stelle des Durchtrittes der Nervenwurzeln durch die Dura lokalisiert war. Der grundlegende Unterschied gegenüber dem Falle Gampers war aber darin gelegen, daß es hier nicht wie dort nach der Punktion zu einer Besserung kam, daß sich zwar der Liquorbefund, nicht aber der Zustand des Kranken besserte, daß vielmehr der Zustand einen infausten Verlauf nahm, womit die Annahme einer zirkumskripten, einer Besserung gewöhnlich rasch zugänglichen Meningitis nicht gut vereinbar war. Eine Möglichkeit wäre noch zu erwähnen, daß nämlich die Punktionen — Aufzeichnungen liegen hierüber nicht vor — einmal oberhalb, die anderen Male unterhalb der erkrankten Wurzeln stattgefunden hat. (Auch im Falle Gampers ergab die unterhalb des 4. Lendenwirbels vorgenommene Punktion Stauungsliquor, die unterhalb des 2. Lendenwirbels vorgenommene normalen Liquor. Aber bei Gamper betrug das zeitliche Intervall zwischen beiden Punktionen nur zwei Tage, während in unserem Falle Wochen zwischen den einzelnen Punktionen lagen, eine Durchmischung des Liquors also, falls nicht eine völlige Blockierung vorlag, sehr wahrscheinlich stattgefunden haben müßte.) Aber auch diese Möglichkeit vermögen wir nicht zu stützen, die Ursache der Veränderung des Liquorbildes bleibt unentschieden, ebenso wie die Pathogenese des vorliegenden Falles. Immerhin scheint uns die Annahme eines myelitischen Prozesses im Lumbalmark noch die meiste Wahrscheinlichkeit für sich zu haben.

Beobachtung XXIII. Ludwig E., 40 Jahre alt, aufgenommen in die Nervenklinik am 14. Mai 1923.

Anamnese: Im Sommer 1922 spürte der Patient, der bis dahin ganz gesund gewesen sein soll, angeblich im unmittelbaren Anschluß an eine forcierte Körperbewegung (Steinwurf) eine Art Ziehen in den Beinen und gesteigerte Ermüdbarkeit. Im Herbst 1922 wurden seitens des damaligen behandelnden Arztes (Assistent Dr. Kogerer) leichte Spasmen, Reflexsteigerung der Beine und Unsicherheit beim Gehen konstatiert. An subjektiven Symptomen bestanden damals Gürtelschmerzen in der Höhe des Nabels, ferner ein dumpfes Gefühl in der Kniegegend und in den Waden. Eine Staphylokokkeninjektionskur hatte eine vorübergehende Besserung des Gehvermögens zur Folge. Im März 1923 trat neuerlich eine Zunahme der Spasmen und eine Verschlechterung des Gehvermögens auf. Eine zweite Staphylokokkenkur blieb ohne Erfolg. Blasen- und Mastdarmbeschwerden stellten sich ein.

Status praesens: Mittlerer Ernährungszustand, Hirnnerven und obere Extremitäten ohne abnormen Befund. B. D. R. und Cremasterreflex 0. Muskeltonus der unteren Extremitäten beiderseits leicht gesteigert, rechts mehr als links, insbesondere die Streckmuskulatur beider Beine zeigt bei rasch aufeinanderfolgenden passiven Bewegungen einen gewissen Rigor. Heben der Beine von der Unterlage erfolgt rechts und links mit deutlich verminderter Kraft. Die aktive Beugung und Streckung in beiden Kniegelenken ist annähernd normal. Aktive Bewegungen im Fußgelenk und den Zehengelenken rechts herabgesetzt, links annähernd normal. P. S. R. rechts und links gesteigert, Fußklonus rechts und links angedeutet. A. S. R. r. = l. auslösbar; Oppenheim, Babinski beiderseits positiv. Fußsohlenstreichreflex rechts positiv, rasch erschöpfbar, links fehlend. Kniehakenversuch beiderseits mangelhaft. Kernig beiderseits positiv. Wirbelsäule nicht deformiert, keine Prominenz, keine Klopfempfindlichkeit der Wirbeldorne, kein Schmerzphänomen bei von oben auf die Wirbelsäule ausgeübtem Druck. Gang nur mit ausgiebiger Unterstützung möglich, der rechte Fuß klebt deutlich, der linke etwas weniger am Boden. Tiefe Sensibilität der Zehengelenke beiderseits ungestört. Oberflächensensibilität: Vorne von Seifferlinie D_6, rückwärts vom 9. Dorsalwirbeldorn nach abwärts reichende, alle Qualitäten, die Temperaturempfindung am stärksten, die rechte untere Extremität stärker als die linke betreffende Unterempfindlichkeit. Fundus normal. Wassermann im Blutserum negativ. Röntgenuntersuchung der Wirbelsäule: „Außer allgemeiner Kalkarmut nichts Pathologisches nachweisbar." Lumbalpunktionsbefund: Druck = 150 mm, Z = $^5/_3$, Ross-Jones bei 15facher Verdünnung noch positiv, Kompression der Halsvenen unwirksam.

Dekursus: 24. Mai. Zunahme der Gangstörung, schon nach wenigen Schritten knickt der Patient in den Knien zusammen. Tiefe Sensibilität der Zehengelenke nunmehr deutlich gestört.

7. Juni. Nach Abschluß einer Typhusvakzinebehandlung subjektives Gefühl der Besserung, Nachlassen des Gürtelgefühles, Patient kann wenige Sekunden ohne Unterstützung stehen. Eine neuerliche Lumbalpunktion ergab eine Globulinvermehrung (jetzt bei 30facher Verdünnung noch Ringbildung), normale Zellzahl und abermals vollständiges Fehlen der Kompressionswirkung. Oberhalb der Crena ani kommt ein linsengroßer Dekubitus zur Entwicklung. Der Stuhl bleibt angehalten, ziehende Schmerzen im Abdomen und in den Beinen quälen den Kranken. Er vermag das rechte Bein nur etwa einen halben Meter über die Unterlage zu heben, links ist die Kraft besser erhalten. Sensibilitätsstörung unverändert.

Zusammenfassung: Ein zirka 40jähriger Mann erkrankt im Sommer 1922 unter den Erscheinungen gesteigerter Ermüdbarkeit und Ziehen in den Beinen. Im Herbst traten neben einem dumpfen Gefühl in den Beinen und Gürtelgefühl um den Nabel herum, Gangbeschwerden auf. Nach einer kurz dauernden, nach einer Staphylokokkenkur auftretenden Besserung langsam fortschreitende Entwicklung einer spastischen Parese beider Beine (rechts Parese deutlicher wie links) und einer von Seifferlinie D_6 nach abwärts reichenden, nicht totalen, den Temperatursinn stärker als den Tast- und Schmerzsinn betreffenden Sensibilitätsstörung. Im Liquor bestand Kompressionssyndrom mit positivem Queckenstedt.

Auf Grund dieses Befundes wurde ein wahrscheinlich endomedullärer — wegen der Dissoziation der Temperaturempfindung und der anderen Empfindungsqualitäten und des Zurücktretens der Schmerzen — Tumor des Rückenmarkes angenommen und eine Probelaminektomie für indiziert gehalten.

Operation am 14. Juni 1923 (Hofrat Eiselsberg): Hautschnitt von D_3 bis D_9, Abtragung der Processus spinosi, Freilegung der Dura. Die Dura zeigt keine Pulsation, keine Vorwölbung, Längsinzision der Dura. Weder an der Hinterfläche noch an den Seitenflächen des Rückenmarks wird ein Tumor sichtbar. Auch die Vorderfläche des Rückenmarks, soweit dieselbe zugänglich gemacht werden kann, frei von Tumor. Da auch die Hinterfläche der Wirbelkörper ohne Befund ist, wird das Rückenmark unter der Annahme eines intramedullären Tumors in der Höhe D_5 bis D_6 im Sulcus posterior auf etwa 2 *cm* Länge und 2 *mm* Tiefe inzidiert. In der Tiefe nichts Pathologisches. Da ein Versuch, mit der Bleisonde nach oben und unten vorzudringen, anstandslos gelingt, wird die Operation abgebrochen. Bemerkenswert ist, daß nach Inzision der Dura ein feines, ganz durchsichtiges Häutchen inzidiert werden mußte, bevor man auf das Rückenmark kam. Nirgends Liquorstauung.

Unmittelbar nach der Operation völlige Lähmung, unfreiwilliger Stuhlabgang, Harn nur auf Katheterismus.

20. Juni. Die obere Grenze der Sensibilitätsstörung um 2 *cm* nach abwärts gerückt, der Raum zwischen der früheren und jetzigen Grenze von einer gürtelförmigen hyperästhetischen Zone eingenommen. Auf die hyperästhetische Zone folgt rechts von D_6 nach abwärts vollständige Empfindungslosigkeit für alle Qualitäten, links eine von D_7 bis etwa D_{11} reichende hypästhetische und hypalgetische und thermhypästhetische Zone, die dann in völlige Empfindungslosigkeit übergeht. Totale Paraplegie beider unteren Extremitäten. B. D. R. und Cremasterreflex fehlen.

25. Juni. Die Grenze der Sensibilitätsstörung weicht distalwärts zurück (links bis über den Darmbeinkamm, rechts um etwa 15 *cm* weniger tief). Patient fühlt, daß er die Bauchmuskeln etwas bewegen kann. Auftreten leichter Spontanzuckungen in den Bauchmuskeln. Harndrang tritt wieder auf, Spontanurinieren aber noch nicht möglich.

19. Juli. Rücktransferiert auf die Nervenklinik. Klagt über gelegentliches Stechen im Rücken, unwillkürliche Kontraktion der Beine im Kniegelenk, die bei Berührung der Beine und der Bauchhaut auftreten. Er vermag sich aber bereits mit Hilfe der Arme aus der horizontalen Lage aufzurichten. Die B. D. R. lassen sich rechts (schwach) und links (besser) auslösen, beide Beine sind schlaff gelähmt, auch nicht die geringste Spontanbewegung ist ausführbar. Am 20. Juli wurde er auf die Nervenabteilung Professor Mattauschek transferiert.

Am 2. Juli 1924 konnte ich dort eine neurologische Nachuntersuchung vor-

nehmen, sie ergab folgenden Befund: Das Aufsetzen aus der horizontalen Lage
war mit ganz geringer Unterstützung der Hände möglich, die B. D. R. waren
sicher nur im oberen Quadranten auslösbar, die Cremasterreflexe fehlten, an den
unteren Extremitäten bestanden rechts und links mäßige Spasmen, die P. S. R.
waren rechts und links gesteigert, die A. S. R. links gesteigert. Links bestand
Fußklonus, rechts und links Babinski. Beim Bestreichen der Fußsohlen ließ
sich beiderseits ein lebhafter Triplereflex auslösen. Das rechte Bein konnte der
Patient zirka $^1/_2$ m, das linke etwa $^3/_4$ m über die Unterlage heben, die Beugung
im rechten Kniegelenk war herabgesetzt, die Streckung normal, links waren
Beugung und Streckung normal ausführbar, die aktive Beweglichkeit in den
Fußgelenken beider Beine erwies sich rechts und links normal, nur die Zehen-
bewegungen waren rechts der Norm gegenüber etwas herabgesetzt. Gang in der
Gehschule etwas schleppend, Kniehakenversuch ohne verwertbare Störung, die
Miktion vollzieht sich unter mäßigem Pressen, Erektionen sollen morgens und
tagsüber häufig auftreten. Sensibilität rechts vorne von der Seifferlinie D_6,
links von einer bogenförmigen Grenzlinie, die vom Proc. xyphoideus gegen die
Nabellinie verläuft, nach abwärts gleichmäßige Herabsetzung aller Empfindungsqualitäten. Hinten beginnt die gleiche Störung rechts etwa an der
Grenze des Darmbeines (D_{12}), links an der Gesäßfalte und reicht von da nach
abwärts.

Epikrise: Daß nach einer Laminektomie, ohne daß ein Tumor
gefunden wird, Besserung auftritt, findet sich in der Literatur häufig
vermerkt (siehe unter andern Eiselsberg-Ranzi, Fall 181 — Tumor
angenommen in der Höhe der oberen Lendenwirbel — Operation ergebnislos, Besserung —; Gerstmann; Müller, Fall 4 und Fall 9).
Wenn man in unserem Falle von der durch nichts stützbaren Annahme
einer Spontanheilung absehen will, so muß man annehmen, daß die
Kompressionserscheinungen durch einen chronischen Entzündungs-
prozeß des Markes oder der Meningen bedingt worden sind. Eine
Annahme, gegen die, wie wir wissen, der positive Liquorbefund einer
Blockierung des Spinalraumes kein unbedingtes Gegenargument ist.
Möglicherweise handelt es sich um eine Arachnitis oder Meningitis
serosa. Der im Operationsjournal erwähnte Befund eines Häutchens
könnte eventuell auf eine Arachnitis bezogen werden. Die Annahme
einer Arachnitis, bezw. Meningitis serosa ist auch mit dem Umstand,
daß nach der ergebnislosen Operation eine Besserung eintrat, insofern
in Einklang zu bringen, als man annehmen kann, daß durch die Operation Verwachsungen gelöst und schädliche Liquoransammlungen beseitigt wurden. Freilich rechtfertigt der spärliche autoptische Befund
keineswegs weitgehende Schlußfolgerungen[1]). Gar nicht in Einklang
zu bringen mit der Annahme eines zwar vorhandenen, aber bei der

---

[1]) Abgesehen davon, daß auch der deutliche autoptische Befund zysti-
scher Liquorabsackungen nicht vor falscher Beurteilung des spinalen Krankheitsprozesses bewahrt, wie ein Fall von Bonhöffer lehrt, der klinisch
Zeichen einer sensiblen Querlähmung im Bereich des 8. bis 10. Dorsalsegmentes
aufwies, die durch bei der Operation gefundene zahlreiche arachnoidale Liquorabsackungen bedingt zu sein schien. Trotzdem fand sich bei der mikroskopischen

Operation nicht gefundenen Tumors ist aber die progrediente Besserung nach der Laminektomie. Man müßte denn wirklich an die seltenen Fälle denken, in denen es zu einer Spontanheilung, respektive Schrumpfung eines Tumors kam oder gekommen sein soll. So sah Böttiger einige Fälle, in denen das Bild eines Rückenmarkstumors selbst über ein Jahr bestand, die Operation abgelehnt wurde und doch schließlich weitgehende Besserung einsetzte. Böttiger meinte, man müsse in solchen Fällen Schrumpfungsprozesse annehmen. Auch Henschen sen. (zitiert bei Schultze) nahm in einem Falle von Neurofibrom eine Rückbildung des Tumors an.

B. Allgemeiner Teil

I. Klinik und Therapie

a) Frühsymptome — Fernsymptome

Wie wir wissen, können motorische und sensible Symptome, mitunter auch beide zusammen, jahrelang oder auch nur einige Wochen dem entwickelten Krankheitsbilde vorausgehen. In der überwiegenden Mehrzahl unserer Fälle kündigte sich der Tumor mit sensiblen Reizerscheinungen an, und zwar handelte es sich meistens um ausgesprochene Schmerzen, seltener um Parästhesien (Fälle 1, 19, 22). Nur in zwei Fällen (7, 20) gingen motorische Ausfallserscheinungen den Schmerzen voraus. Besonders häufig fanden sich Schmerzen in den Beinen, und zwar auch in Fällen, in denen der Tumor hoch oberhalb des segmentalen Innervationsbereiches der unteren Extremitäten seinen Sitz hatte, so in den Fällen 1, 2, 4, 7, 12. Auch unsere beiden intramedullären Tumorfälle waren von Schmerzen nicht verschont. In einigen Fällen reichte der Beginn der Schmerzen jahrelang zurück, so im Falle 6, wo sie möglicherweise auch durch peritonitische (?) Adhäsionen mitverursacht, respektive verstärkt sein konnten, ferner im Falle 10, wo, wie sich später zeigte, ein durch Wurzelreizung bedingter Okzipitalschmerz dem Eintritt von Lähmungserscheinungen um fünf Jahre vorausgegangen war, und im Falle 18, wo zehn Jahre vor Ausbruch der Lähmungserscheinungen Schmerzen der linken Hüfte aufgetreten waren, die dann permanent, wenn auch mit wechselnder Intensität bestehen blieben. Nur ganz ausnahmsweise stößt man in der Literatur auf Fälle, in denen im Frühstadium spinaler Tumoren sensible Reizerscheinungen fehlen, respektive motorische Ausfallser-

---

Untersuchung eine funikuläre Markscheidendegeneration im Zervikal-, Dorsal- und Lumbalmark.

scheinungen die Krankheit ankündigen. A. Müller veröffentlichte einen solchen Fall, in dem sich ein kirschkerngroßes Endotheliom an der Vorderfläche des oberen Halsmarkes durch eine rechtsseitige spinale Hemiplegie zuerst zu erkennen gab. Die Diagnose wurde — wie in unserem Fall 10 — auf amyotrophische Lateralsklerose gestellt. Auch Elsbergs großes Material lieferte nur selten Fälle, die ganz ohne Schmerzen verliefen (1 extramedullärer, 2 intramedulläre, 2 Kaudatumoren).

Die Initialerscheinungen sind häufig einseitig. Einseitige motorische Frühsymptome zeigten unsere Fälle 8 und 20; die Fälle 6, 7, 11 und 18 boten einseitige sensible Reizerscheinungen. Oft leiten motorische und sensible Symptome zugleich die Krankheit ein. So begann z. B. im Falle 19 der Krankheitsprozeß mit Schmerzen und Lähmungserscheinungen im linken Arm. Im allgemeinen kann man aus dem Befallensein der motorischen (Pyramiden-) Bahnen auf einer Körperseite auf lateralen Sitz des Tumors auf der gleichen Seite des Rückenmarkes schließen, doch macht Elsberg darauf aufmerksam, daß einerseits die initiale Parese oft die dem Sitze des Tumors entgegengesetzte Seite betrifft, andrerseits die sensiblen Störungen — besonders bei duralen Geschwülsten — zugleich mit der Parese auf der Tumorseite ihren Sitz haben können, was wir zu bestätigen in der Lage sind. Auch ist das Vorhandensein einseitiger Symptome nicht immer an den seitlichen Sitz des Tumors gebunden. Immerhin fand sich die Geschwulst unter vier Fällen mit einseitigen sensiblen Symptomen dreimal seitlich. Frazier und Spiller fanden unter fünf Fällen mit einseitiger Sensibilitätsstörung den Tumor viermal seitlich, einmal dorsal. Dagegen saß unter neun extramedullären Tumoren mit einseitigen motorischen Initialerscheinungen der Tumor fünfmal seitlich. Unter unseren vier Fällen mit einseitigen sensiblen Erscheinungen am Beginn der Erkrankung war der Tumor nur in einem Falle lateral gelegen. Natürlich kann auch bei diffusen Rückenmarksprozessen Schmerz oder Lähmung asymmetrisch beginnen, wie in einem Falle Gerstmanns (Beiträge zur Pathol. d. Rückenmarkes, Fall 3).

Die Schmerzen, als eines der allgemeinsten Symptome im Krankheitsbilde der Rückenmarkstumoren, wurden bekanntlich auch in den Dienst differentialdiagnostischer Erwägungen gestellt (Serko).

Ein häufiges motorisch-sensibles Frühsyndrom im Krankheitsbilde der Rückenmarkstumoren — bei Tumoren oberhalb des Lendenteiles — ist bekanntlich der Symptomenkomplex der Brown-Séquardschen Halbseitenlähmung, und zwar in den verschiedensten Abstufungen von der klassischen Ausprägung bis zu den feinsten Andeutungen[1]). Er findet sich sowohl bei extramedullären (hier nach Malaise, zitiert bei Fleck, häufiger), als auch bei intramedullären Tumoren (Fälle von Stertz, Oppenheim, Veraguth-Brun, Karger), um meistens früher oder später der bilateralen sensiblen und motorischen Lähmung Platz zu machen. Unter den verschiedenen spinalen Affektionen, die das Brown-Séquardsche Symptom gleichfalls hervorrufen können, wäre, als differentialdiagnostisch gegenüber Tumor häufig in Betracht kommend, auch die Meningitis serosa hervorzuheben, ferner die von Oppenheim (Zeitschr. f. d. g. Neur. u. Psych., 27; Lehrbuch, 7. Aufl., S. 531) beschriebenen Fälle mit progressiven und regressiven Formen der Brown-Séquardschen Lähmung unklarer Ätiologie. Aus leicht einzusehenden Gründen findet es sich meistens, wenn auch nicht immer, bei seitlichem Sitz der Tumoren.

Unter unseren Fällen fand sich die Brown-Séquardsche Lähmung deutlich ausgesprochen in Fall 3, 4[2]), 8, 10, ferner andeutungsweise im Fall 1 und Fall 11. Nur in unserer Beobachtung 23, dem operativ nicht verifizierten Tumor mit Kompressionserscheinungen und Querläsion von D_6 nach abwärts, fand sich eine Motilitätsstörung und (dissoziierte) Sensibilitätsstörung auf der gleichen Seite, deren Entstehung verschiedenen Deutungen unterliegt. Friedmann erklärt das Symptom dadurch, daß bei einseitig wachsenden Tumoren die Pyramidenbahnen derselben, die spinothalamischen Bahnen der anderen Seite durch contre-coup geschädigt werden. Elsberg fand es bei duralen Geschwülsten häufiger.

Gleichwie in der Pathologie der Hirngeschwülste bereitet es auch hier oft nicht geringe Schwierigkeiten, die vom Tumor verursachten sensiblen oder motorischen Lokalsymptome von den Fernsymptomen zu unterscheiden, d. h. von motorisch-sensorischen Symptomen — auch Reflexstörungen —, die weit vom Sitze des Tumors entfernte Teile des Rückenmarkes, manchmal auch des verlängerten Markes, und des Gehirnes betreffen, und nach Förster durch Veränderungen des Liquordruckes, durch Zirkulationsstörungen oder durch konkomittierende Arachnitis serofibrosa bedingt sind. So finden sich Beispiele für sensorische Fernsymptome bei Förster: Fall 5 (Kompression in D_6, dabei Symptome einer Affektion der Lumbosakralwurzeln), Fall 4 (Tumor in D_{11}, zeitweilig bis D_{10} reichende Sensibilitätsstörung), bei Nonne extramedullärer Tumor in C_7 bis D_1 mit Schmerzen in L_5. Förster

---

[1]) Frazier und Spiller fanden Brown-Séquard unter 14 Fällen von Rückenmarkstumoren fünfmal.

[2]) In diesem Falle stellte sich — was auch relativ häufig beobachtet wird — nach Rückgang der totalen sensiblen Lähmung der Brown-Séquardsche Typus wieder her.

(l. c.) beobachtete auch motorische Fernsymptome, nämlich Fall 5; (Sitz des Tumors in D_6, schlaffe, atrophische, mit Störungen der elektrischen Erregbarkeit und Verlust des P. S. R. einhergehende Lähmung des r. Musc. quadriceps und der r. Mm. adductores femoris, spastische Paraplegie der Beine) und Fall 8 (Kaudatumor bis etwa über die Austrittsstelle der 2. Lendenwurzel nach oben reichend, Beteiligung der von der 1. Lendenwurzel innervierten Mm. iliopsoas, sartorius, gracilis).

Reflexstörungen als Fernsymptome finden sich unter anderen erwähnt bei Raven, Fall 18 (metastatisches Ca des 4. und 5. Brustwirbels mit Areflexie der Beine), und bei Förster (l. c.); Fall 2 (Sitz der Kompression in D_5, verbunden mit pathologischer Steigerung der Sehnen- und Periostreflexe des linken Armes), Fall 4 (Tumor in D_{11}, dabei zeitweilige Aufhebung der oberen B. D. R., Verlust des linken A. S. R. bei ausgesprochener spastischer Parese der Beine) und Fall 5 (siehe oben).

Unter unseren Fällen bestanden motorische Fernsymptome eigentlich nur in Beobachtung 10: Hochsitzender Zervikaltumor — fibrilläre Zuckungen der Zunge. Im gleichen Falle bestand auch eine deutliche Steigerung des Gaumen- und Rachenreflexes, die wir wohl auch als Fernsymptom im erwähnten Sinne auffassen können. Von Reflexanomalien, die als Fernsymptome aufgefaßt werden können, sind von unseren Fällen sonst noch zu erwähnen: Das Fehlen der Cremasterreflexe in Fall 11 (intramed. Tumor in D_8 bis D_{10}) und Fall 8 (Intradurales Endotheliom in C_2 bis C_3) und Fehlen der A. S. R. im Falle 3 (intradurales Fibrosarkom in D_7).

Überaus häufig fehlen die B. D. R., sei es vollständig, sei es nur im unteren Segment (sogenannte Dissoziation der B. D. R.). Die bekannten einschränkenden Momente, denen die Auslösung dieses Reflexes auch ohne spinale Ätiologie unterliegt, machen begreiflicherweise die Verwertung des Fehlens des B. D. R., besonders wenn er doppelseitig fehlt, als Fernsymptom eines Rückenmarkstumors zu einer etwas komplizierten Angelegenheit. Das auffallend häufige Fehlen dieses Reflexes bei Läsionen in den verschiedensten Rückenmarksabschnitten unterliegt aber keinem Zweifel. Ähnliche Beobachtungen waren es wahrscheinlich auch, die Marburg veranlaßten, eine besonders leichte Lädierbarkeit des B. D. R. anzunehmen. Unter unseren Fällen fehlte der B. D. R. in allen Segmenten und beiderseitig:

In Fall 1: extradurales Fibrom in D_5,
„   „   4: intradurales psammöses Endotheliom in D_3 bis D_5,
„   „   5: extramedullärer Tumor in D_7,
„   „   7: intradurales Endotheliom in C_7 bis D_1,
„   „   10: extra- und intradurales Neurinom in C_1 bis C_3,

in Fall 14: Karies des 3. und 4. Dorsalwirbels,
„ „ 15: Sarkommetastase des 4. und 5. Dorsalwirbels,
„ „ 16: Myelom des 11. und 12. Dorsal- und des 1. Lumbalwirbels,
„ „ 20: paravertebrales Sarkom in der Höhe D_5 bis D_8;

nur die unteren B. D. R. fehlten im

Falle 2: extradurales Hämangiom in D_7,
„ 3: intradurales Fibrosarkom in D_7,
„ 6: intradurales Fibroendotheliom in D_{11},
„ 12: endomedullärer Tuberkel im unteren Dorsalmark,
„ 18: Kaudaneurinom,
„ 21: Pachymeningitis cerv. et dors. (bis ins mittlere Dorsalmark reichend);

einseitig, und zwar auf der Seite des Tumors fehlte der B. D. R. in Fall 8. Da die B. D. R. also sowohl bei höherem, als auch bei tieferem Sitze des Tumors, als ihrem Segmentgebiet entspricht, fehlen können[1]) (so fehlten in unserer Beobachtung 20 sämtliche B. D. R.), andrerseits auch, wenn der Tumor im Segmentbereich des Reflexes gelegen ist, die B. D. R. manchesmal erhalten bleiben, ist der B. D. R. als Lokalsymptom nur sehr bedingt zu verwerten. Daß selbst das einseitige Fehlen des Reflexes nicht immer als Lokalsymtom verwendbar ist, lehrt unser Fall 8 (Tumor im Bereiche des 2. bis 4. Zervikalwirbels). Bemerkenswert ist es, daß sich in einigen unserer Fälle längere oder kürzere Zeit nach der Operation der B. D. R. wieder auslösen ließ, und zwar im Falle 3 — wenn auch nur schwach — nach zwei Monaten, im Falle 6 nach fünf Monaten, im Falle 21 nach fünf Wochen.

Als sensorische Fernsymptome im oben erwähnten Sinne können die überaus häufig vorhandenen, in die Beine ausstrahlenden Schmerzen, da sie als Folge einer Kompression der sensiblen Bahnen aufzufassen sind, nicht gelten. In unseren Fällen fanden sich solche Schmerzen in den Fällen 1, 2, 4, 5, 6.

Mit diesen Hinweisen sind natürlich die Möglichkeiten der Entstehung von Fernsymptomen nicht erschöpft. Als ihre pathologischanatomischen Ursachen werden neben den bereits erwähnten, aber schwer zu erweisenden toxischen Noxen lokale Liquoranhäufungen angeführt. Ob aber solche, wenn sie nicht abgesackt sind, zu länger dauernden Symptomen führen können, erscheint zumindest sehr fraglich, da man nach den sonstigen Erfahrungen wohl annehmen kann, daß in dem oberhalb des Tumors befindlichen, von der Liquorzirkulation nicht ausgeschalteten Teile des Liquorraumes — und dazu gehört

---

[1]) Auch O. Fischer fand Fehlen der B. D. R. bei einer hohen Dorsalmarkaffektion.

auch die Partie oberhalb des Tumors! — Liquorbildung und Resorption
so reguliert werden, daß irgendwelche Stauungen nicht Bestand haben
können. In manchen Fällen werden die Fernsymptome wohl auch durch
kranialwärts vom Tumor befindliche Markprozesse bedingt zu denken
sein, oder durch eine Quellung der Rückenmarksubstanz, wie sie als
Folge der Kompression (siehe Aschoff, Lehrbuch, 4. Aufl., 1919,
S. 413) vielleicht auch über das kraniale Ende des Tumors hinaufreichen
kann. Auf jeden Fall ist Kenntnis der Fernsymptome, die als täuschende
Irrlichter den diagnostischen Wanderer oft genug vom rechten Wege
ablenken, ähnlich wie bei der Diagnostik der Hirngeschwülste auch hier
unbedingt nötig.

Ein sehr häufig vorkommendes Lokalsymptom ist die Klopf- oder
Druckempfindlichkeit einzelner Wirbeldorne; sie bietet jedoch
keinen strikten Anhaltspunkt für den Höhensitz des Tumors, zum Teile
deshalb, weil sie nicht immer dem Segmentniveau des Tumors entspricht, sondern manchmal höher, manchmal tiefer zu konstatieren ist,
— so fand Karger (Fall 1, I. A. D. Berlin 1916), Druckempfindlichkeit
der ganzen Wirbelsäule bei zentraler Tuberkulose in der Höhe C_6 bis
C_8 und Förster in einem seiner intramedullären Fälle trotz der Ausdehnung des Tumors von der Oblongata bis D_6 nur den 3. bis 4. Brustwirbel druckempfindlich. Auch in einem unserer Kaudafälle (Fall 17)
bestand eine gewisse Druckempfindlichkeit der unteren Lumbalwirbel —,
zum Teile auch, weil sie bei den verschiedenartigsten spinalen Affektionen vorhanden ist und bei Tumoren manchmal fehlt.

Am ehesten wird Druckempfindlichkeit eines Wirbels dann zu erwarten sein, wenn es sich um eine neoplastische Affektion des Wirbel-
knochens selbst handelt (siehe unsere Fälle 13, 14, 15 und auch Fall 20).
Aber selbst da fehlt sie bisweilen, wie in unserer Beobachtung 16, in
der die vom Myelom ergriffenen Wirbel keine Druckempfindlichkeit
aufwiesen. Einen positiven Ausfall des besprochenen Symptoms zeigten
unter unseren Fällen die zwei extraduralen Tumoren (Fall 1 und 2),
von den sechs intraduralen Tumoren aber nur einer[1]) (Fall 6, Druckempfindlichkeit oberhalb des Niveaus des gefundenen Tumors). Von
unseren zwei intramedullären Tumoren wies einer — Fall 12 — eine
deutliche Druckempfindlichkeit in den dem Niveau der Markaffektion
entsprechenden Wirbeln auf. Wir sehen also, daß die Druckempfindlichkeit durchaus nicht auf extramedulläre Geschwülste beschränkt
ist, sondern, wie bereits Serko hervorhebt, auch bei intramedullären
Tumoren vorkommen kann (siehe auch Oppenheim, Diagnostik, Beobachtung 13, Gliose (!), Oppenheim-Borchardt Fall 2; intramedullärer Tumor in C_6, der 7. Halswirbel druckschmerzhaft).

---

[1]) Förster fand unter neun Fällen von extramedullären Tumoren fünfmal deutliche Druckempfindlichkeit in der Höhe des Tumors.

Steifigkeit der Wirbelsäule, deren pathologische Wertigkeit
gleichfalls sehr unsicher ist, fand sich in unseren Fällen 2, 8, 10, 15
und 21, darunter bei zwei hoch im Zervikalmark sitzenden Tumoren
und einer Pachymeningitis cervicalis, für welch letztere Steifigkeit der
Halswirbelsäule bis zu einem gewissen Grade charakteristisch zu sein
scheint; im Falle 15 (Karzinom-Metastase im 4. bis 5. Dorsalwirbel)
bestand auch das von Förster, H. Schlesinger bei extramedullären
Tumoren, von Raven (Fall 16) bei einem aus dem Mark heraus-
wachsenden Gliosarkom, von de Sanctis bei einem infiltrierenden
Gliom des Halsmarkes festgestellte Symptom der paraspinalen
Druckempfindlichkeit, die wir in unseren Fällen sonst niemals
fanden und der in der Symptomatologie der Rückenmarkstumoren eine
erhebliche Rolle kaum zukommen dürfte.

b) Entwicklung der sensiblen Ausfälle und der Sensibilitätsstörung

Die Feststellung des Entwicklungstypus der sensiblen Ausfälle in
jedem einzelnen unserer Fälle — weniger wichtig für die Diagnose als
von theoretischem Interesse — scheiterte wie so oft daran, daß ein
beträchtlicher Teil der Fälle bei schon voll entwickelter Sensibilitätsstörung in unsere Beobachtung kam. Immerhin konnten wir unter
sieben Fällen, in denen wir die Entwicklung der Sensibilitätsstörung
verfolgen konnten, viermal einen aszendierenden (nach Serko die
Regel), dreimal einen deszendierenden Typus feststellen. In einem
Falle konnten wir indirekt, gemäß der Anschauung, daß die Regression
gewissermaßen ein Negativ der Progression ist, aus der beobachteten
deszendierenden Regression mit einer gewissen Wahrscheinlichkeit
Schlüsse auf den Modus der vorausgegangenen Progression ziehen.
(Allerdings hatten wir einen Fall (3), in dem sich sowohl Progression
als Regression deszendierend vollzog, unseres Wissens ein sehr seltenes
Vorkommnis.) In einem der nur in der Regression beobachteten Fälle
(6) fand sich zur Zeit der deszendierenden Regression eine stärkere Ausprägung der Sensibilitätsstörung an der Peripherie, was die Vermutung,
daß eine aszendierende Progression vorausgegangen war, zu bekräftigen
geeignet ist. Daß andererseits eine peripheriewärts stärkere Ausprägung
nicht unbedingt ein Zeichen einer aszendierenden Entwicklung ist,
beweist unser Fall 1, wo bei manifest aszendierender Entwicklung die
Störung an der Peripherie schwächer ausgeprägt war.

Wie die nähere Betrachtung unserer Fälle mit deszendierendem
Typus (3, 15, 19) ergibt, hat die Serkosche, theoretisch so bestechende
Trias: deszendierender Typus, dorsaler Sitz der Geschwulst, Zurücktreten der Schmerzen, natürlich auch nur bedingten Wert. Denn neben
einem Falle, in dem die erwähnten Bedingungen zutrafen, hatten wir

einen zweiten, in dem zwar die Druckwirkung dorsoventral anzunehmen war, dagegen beträchtliche Schmerzen bestanden, und einen dritten, in dem seitlicher Sitz des Tumors und Schmerzen mit deszendierendem Typus vereint vorkamen.

Daß bei vorhandener sensibler Querlähmung die Grenzen der einzelnen Empfindungsqualitäten nicht immer in gleicher Höhe stehen, ist eine alte Erfahrung, die sich auch in mehreren unserer Fälle bestätigte. In drei Fällen sahen wir — was Förster für die Regel hält — die Grenze der Temperatursinnstörung weiter hinaufreichen als die Störungen der übrigen Hautsinnesqualitäten, was der zuerst von Dejérine geäußerten Ansicht entspricht, daß bei langsam zunehmender Kompression zuerst Thermoanästhesie, natürlich eine aszendierende Entwicklung vorausgesetzt, auftritt.

Eine Dissoziation der Sensibilitätsstörung konnten wir in drei verifizierten Fällen deutlich, in einem andeutungsweise feststellen, nämlich: Fall 2, extradurales Hämangiom in D_7 rechts dorsolateral, zeigte eine stärkere Empfindungsstörung für heiß als für kalt; Fall 7, intradurales Endotheliom in C_7 bis D_1 dorsal, zeigte — nur auf der rechten Halbseite — eine stärkere Herabsetzung der Schmerz- und Temperaturempfindung als der Taktilität; Fall 11 intramedullärer Tuberkel in L_2, wies bei intakter Berührungsempfindung eine gestörte Schmerz- und Temperaturempfindung auf, die sich links im Segmentbereiche L_3 bis S_1, rechts zwischen L_5 und S_1 ausbreitete.

In Fall 21 — Pachymeningitis tbc. cervic. et dors. — bestand eine allerdings wegen Unsicherheit der Angaben nur mit Vorsicht verwertbare wechselnde elektive Schmerz- und Temperatursinnstörung im Gebiete der unteren Extremitäten.

Eine Dissoziation zwischen Schmerz- und Temperaturempfindung sahen wir bei keinem unserer Fälle.

In Übereinstimmung mit anderen Autoren (Schlesinger, Phleps, Elsberg) konnten wir demnach nicht nur bei intramedullären, sondern auch bei extramedullären Tumoren eine Dissoziation der Sensibilitätsstörung finden. Daß in solchen Fällen die Differentialdiagnose gegenüber gliomatösen Prozessen große Schwierigkeiten macht, liegt auf der Hand. So berichtet Lennep (1920) über zwei Fälle, in denen statt des angenommenen Tumors eine Gliose gefunden wurde. Auch darf als an ein selteneres Vorkommnis daran erinnert werden, daß auch ein Tumor mit einem syringomyelitischen Prozeß vereint vorkommen kann (Antoni, Fall 24).

Auch Elsberg erwähnt das Vorkommen dissoziierter Empfindungsstörungen auch bei extramedullären Tumoren. Das Maximum der Störung soll neben der wurzelförmigen Verteilung auch in den peri-

pheren Dermatomen liegen, bei endomedullären in der Höhe des
Segmentsitzes und dicht darüber. Der Autor folgert daraus, daß hinten
und zentral die zu den sakralen und unteren lumbalen Segmenten gehörigen Fasern verlaufen, vorne und mehr innen. die von den oberen
lumbalen und unteren thorakalen. Die Kälteempfindung kann noch
erhalten sein, wo die Wärmeempfindung schon fehlt. Bei unseren
Fällen war ein peripher gelegenes Maximum der Störung im Sinne
Elsbergs nicht zu konstatieren. Freilich fanden wir die Sensibilitätsstörung bei der ersten Untersuchung unserer Fälle schon ausgebildet
vor, und es bleibt immerhin möglich, daß im Initialstadium die periphersten Dermatome am stärksten affiziert waren. Dagegen fand sich
bei den im Jahre 1917 publizierten Fällen Schlesingers tatsächlich
wie bei Elsberg die Dissoziation in den peripher vom Tumorsitze
gelegenen Dermatomen. Im Gegensatze dazu betraf in einem im
Jahre 1920 veröffentlichten Falle Schlesingers (extramedullärer
Zervikaltumor mit syringomyelieähnlichen Symptomen) die Sensibilitätsstörung fast den ganzen Körper.

Die sogenannte „sakrale Aussparung" (Head und Thompson,
Babinski, Barré und Jarkowsky, Serko, besonders auch Karplus),
über die in der Literatur der Rückenmarkstumoren relativ häufig Angaben auftauchten[1]) und deren theoretische Bedeutung noch strittig
ist[2]), konnten wir in drei Fällen (3, 6, 9) unseres Materials beobachten,
also bei zwei intraduralen Tumoren des Dorsalmarkes und einem
intraduralen Neurinom des untersten Halsmarkes. In letzterem
Falle, in dem eine sehr ausgesprochene Hypästhesie für alle
Qualitäten von D_2 kaudalwärts bestand, zeigte sich die kutane Empfindlichkeit an den Labia majora und rückwärts in der Analfurche auffallend gut erhalten.

---

[1]) Unter 50 von Karplus untersuchten Fällen mit sensibler Leitungs-
störung im Bereiche der Dorsal-, Lumbal- und Sakralsegmente ließen sich 31 mal
Aussparungen in den unteren Sakralsegmenten nachweisen, darunter 13 mal
solche, die ausschließlich Penis und Scrotum betrafen.

[2]) Dejérine erklärte die sakrale Aussparung damit, daß die weiße Substanz gegen Druck eine größere Resistenz hat und daß die Fasern der unteren
Partien schon den Seitensträngen einverleibt sind, während die oberen noch in
der grauen Substanz wandern, was Antoni mit dem treffenden Einwand zu
widerlegen sucht, daß dann die Höhenlokalisation der Läsion für den Grad der
Aussparung von Belang sein müßte, was tatsächlich nicht der Fall ist. Serko
nimmt ähnlich Dejérine eine verschiedene Vulnerabilität der einzelnen Faser-
züge an, während Karplus, dem sich O. Fischer anschließt, andere und
bessere Innervationsverhältnisse des kaudalen Rumpfendes für gegeben hält.

Sehr ins Gewicht fallend für die Anschauung Karplus', daß die Genitalhaut in ihrer zentralen Leitung über eine besonders gute Vertretung verfügt,
ist eine erst kürzlich erschienene Studie, in der Karplus nachwies, daß bei

c) Höhenlokalisation

Die Bestimmung des Tumorsitzes nach der oberen Grenze der Sensibilitätsstörung erwies sich in der Mehrzahl unserer Fälle in Übereinstimmung mit dem autoptisch erhobenen Befunde. Zu hoch wurde in Beobachtung 2 (ein Segment), zu tief in den Beobachtungen 4 (zirka 2 Segmente) und 8 (etwa 2 Segmente) lokalisiert. Die erwähnten Ungenauigkeiten waren demnach keineswegs derartige, daß sie dem Chirurgen oder dem Kranken überflüssige Maßnahmen aufnötigten, zumal sie den durch das Sheringtonsche Gesetz gegebenen Direktiven entsprachen. Nur in Beobachtung 21 ließ die Sensibilitätsprüfung bei der Lokalisierung des die Blockierung verursachenden Prozesses im Stich. Allerdings fanden sich im genannten Falle andere Zeichen (atrophische Lähmungen), die den Hauptsitz des raumbehindernden Prozesses festzustellen erlaubten. Für solche — glücklicherweise seltene — Fälle erweist sich aber gerade ein Versuch mit der Sicardschen Lipiodolprobe, der ein eigener Abschnitt dieser Arbeit gewidmet werden soll, als unerläßlich.

Das relativ günstige Resultat der Höhenlokalisation in unseren Fällen darf aber nicht darüber hinwegtäuschen, daß, wie die relativ große Zahl lokalisatorischer Irrtümer in der Literatur lehrt, die derzeit geübten klinischen Methoden viele Fehlerquellen haben, die in häufigen, sich annähernd die Wage haltenden, zu hohen und zu tiefen Lokalisationen des Tumors zum Ausdruck kommt. Antoni, der in seiner großen Arbeit über Rückenmarkstumoren mehrere Beispiele für fehlerhafte Niveaudiagnosen bringt (die Fehler bis zu vier Segmenten aufweisen), sieht in dem Umstand, daß der Möglichkeit einer fehlerhaften Orientierung in bezug auf den Wirbel und der Variabilität der vertebromedullären Topographie zu wenig Rechnung getragen wird, die Ursache der erwähnten Irrtümer. Es unterliegt aber keinem Zweifel, daß auch bei Vermeidung dieser Fehlerquellen die Sensibilitätsprüfung nur im Zusammenhalt mit anderen Symptomen[1]) eine halbwegs sichere Lokalisation ermöglichen. Zu welchen Irrtümern es führen kann, wenn Wurzelsymptome fehlen, beweisen zwei interessante, von Elsberg

---

Ausschaltung des Rückenmarks durch Abkühlung — auch wenn das Rückenmark nicht nur von außen, sondern auch von einer medianen Schnittfläche aus abgekühlt wird — die Sensibilität der Genitalhaut zuletzt verschwindet und beim Wiedererwärmen des Rückenmarks zuerst wieder auftritt.

[1]) Wie wichtig unter Umständen ausgesprochene konstante Wurzelsymptome sein können, geht aus einem interessanten Falle von Fuchs (N. C. 39. 1920, S. 625) hervor, dessen richtige Lokalisation trotz ständig wechselnder Sensibilitätsstörung im Hinblick auf die unverändert gebliebenen Wurzelsymptome ermöglicht wurde.

mitgeteilte, zu tief lokalisierte Fälle von Rückenmarkstumoren: der erste Fall hatte sensible Niveauerscheinungen des 7. Dorsalsegmentes, die Laminektomie war ergebnislos. Vier Jahre später zeigten sich Niveausymptome des 7. und 8. Zervikalsegmentes, wo auch bei der vorgenommenen Relaminektomierung ein extramedullärer Tumor gefunden wurde. Im 2. Falle bestanden Segmentsymptome in D_{11} und D_{12}. Auch hier war die Laminektomie ergebnislos. 17 Monate später traten Niveausymptome in D_5 auf, wo dann ein extramedullärer Tumor entfernt werden konnte. Im ersterwähnten Falle wurde der Irrtum noch dadurch unterstützt, daß Erscheinungen an den Beinen denen an den Armen vorausgingen. (Wenn es auch nach Angabe des Verfassers vorkommt, daß Patienten mit Zervikaltumoren zuerst über sensible und motorische Symptome in den Beinen klagen.)

Daß immer wieder Irrtümer in bezug auf die Höhe des vermuteten Tumors auch den geübtesten Neurologen passieren und die Indikationsstelle zur Laminektomie mit einem Risiko belasten, das nur durch die relative Gefahrlosigkeit der kunstgerecht ausgeführten Operation für Patienten und Arzt einigermaßen gemildert wird, ist hinlänglich bekannt. Die physio-pathologischen Momente, die solche Irrtümer hervorrufen können, sind bei Besprechung der „Fernsymptome" oben zum Teil zusammengefaßt worden. Unter den Ursachen, die insbesondere einer zu hohen Lokalisation des Tumors Vorschub leisten können, werden in der Literatur häufig lokale Liquorabsackungen angeführt, die gewissermaßen als Fremdkörper im Lumbalraume Kompressionserscheinungen hervorrufen können. Einschlägige Beobachtungen stammen unter andern von Oppenheim[1]) (Liquorstauung unterhalb eines Fibroms der 2. und 3. Zervikalwurzel) und insbesondere auch von Krause, der oberhalb der Geschwulst, einigemal auch unterhalb der Geschwulst eine Liquorstauung gefunden hatte. Auch Sittig (zitiert bei Herrmann) erwähnte den Druck des oberhalb eines Tumors gestauten Liquors als ein Moment, das einer scharfen Lokalisation des Tumors oft im Wege steht. Diesen Anschauungen und Erfahrungen gegenüber muß aber betont werden, daß da die autoptischen Befunde gewöhnlich im Stiche lassen, das heißt, daß nur selten bei der Operation, kaum jemals bei der Nekropsie solche Absackungen zur Darstellung gelangen. Den Umstand, daß nach Spaltung der Dura der Liquor im Strahle herausschießt, was sehr oft vorkommt, als Beweis einer Liquorstauung im Sinne der Autoren aufzufassen, ist nicht angängig. Im übrigen verweise ich in bezug auf die Liquorstauung auf das auf S. 85 unten von mir Gesagte.

---

[1]) Oppenheim führte auch die postoperativen Beschwerden der Kranken zum großen Teil auf vermehrte Liquorsekretion und Liquorverhaltung zurück.

d) Sitz und pathologisch-anatomische Beschaffenheit der Tumoren

Der pathologisch-anatomischen Beschaffenheit nach waren die, sei es auf dem Wege der Laminektomie, sei es durch die Nekropsie zur Darstellung gebrachten Tumoren:

Endotheliome (Fibroendotheliome, ausgehend von den Rückenmarkshäuten, resp. den Halslymphdrüsen) in 3 Fällen

Sarkome (Fibrosarkom) „ 4 „

Neurinome „ 3 „

Tuberkel „ 2 „

Fibrom „ 1 Fall

Psammöses Endotheliom „ 1 „

Haemangioma cavernosum „ 1 „

Myelom „ 1 „

Metastatisches Karzinom „ 1 „

Metastatisches Sarkom der Wirbel „ 1 „

Karies der Wirbel „ 1 „

Tumor nicht festgestellt, resp. bei der Operation nicht gefunden „ 2 Fällen.

Auch in unseren Fällen standen also die Sarkome, wie in der Statistik von Williamson (zitiert nach de Sanctis), was ihre Häufigkeit anlangt, an erster Stelle.

Was den Sitz der gefundenen Tumoren anlangt, so saßen

im Halsmark (resp. oberstem Dorsalmark) 5 Fälle

im Dorsalmark (inkl. oberstem Lendenmark) 10 „

im Lendenmark 1 Fall

im Sakralmark und Kauda 4 Fälle

die Lokalisation wurde nicht festgestellt in 1 Falle.

Die häufigsten Fälle betreffen demnach das Dorsalmark, was mit den Erhebungen von Krause (von 26 Fällen 14 im Brustmark) und Lennep (unter 153 Tumoren 73 im Brustmark) und Elsberg (von 55 extramedullären Tumoren saßen 14 im Halsmark, 26 im Brustmark) übereinstimmt, während nach der Statistik von Flatau über 55% der extramedullären Tumoren in der Halsanschwellung sitzen.

e) Postoperativer Verlauf

Von unseren Fällen wurden insgesamt 13 Fälle laminektomiert, darunter ein Fall zweimal, ein weiterer Fall (9) wurde erst vor so kurzer Zeit operiert, daß sich heute noch kein endgültiges Resultat angeben läßt[1]); von diesen operierten Fällen sind drei völlig geheilt

---

[1]) Anmerkung während des Druckes: 9 Monate nach der Operation konnte der Patient bereits gut gehen und klagte nur mehr über Schmerzen der Arme.

(Fall 1, 6, 18), drei erlangten nach der Operation eine mehr minder gute Gehfähigkeit bei Vorhandensein von mehr oder weniger Residuärsymptomen (Fall 4, 7, 21). Beim letzterwähnten dieser Fälle wurde bei der Operation der vermutete Tumor nicht gefunden, ein zweiter Fall (Nr. 4) zeigte durch $4^1/_2$ Jahre nach der Operation eine stetig fortschreitende Besserung, erkrankte dann aber an einem Rezidiv oberhalb des Sitzes der erstmalig operierten Geschwulst und wurde relaminektomiert. Von einer Restitution nach dieser Operation kann nicht gesprochen werden, denn zur Zeit des Abschlusses dieser Arbeit — sechs Monate nach der Operation — vermag die Patientin nur schwache Bewegungen im linken Knie- und Fußgelenk auszuführen. Eine geringfügige Besserung, (leider wurde der Heilungsprozeß durch eine progrediente Kehlkopfphthise gestört) hatte auch Fall 11, doch verließ der Patient bald nach der Operation die Klinik, ohne daß man seither eine katamnestische Nachricht über ihn erhalten konnte. Mit Tod gingen vier Fälle ab, und zwar einer im engeren Anschluß an die Operation (Fall 2) an einer Nachblutung aus dem Hämangiom; Fall 10 starb acht Tage nach der Operation an einer Pneumonie (in diesem, wie im Fall 8, der 8 Monate nach der Operation starb, wurde der Tumor bei der Operation nicht gefunden); Fall 3 starb drei Monate p. o. an Zystitis, Fall 16 nach anfänglicher Besserung zwei Monate nach der Operation an Zystitis und Dekubitus.

Die Beobachtungszeit unserer neun überlebenden Fälle betrug vier Wochen bis $4^1/_2$ Jahre. Die kürzeste Beobachtungszeit hatten wir in den Fällen 7, 9 und 11, von denen der erste auf dem Wege zur Heilung begriffen, der letzte, wie bereits erwähnt, nach einer wegen Kehlkopftuberkulose vorgenommenen Tracheotomie in geringem Grade gebessert in die Heimat abging.

Die Dauer des Bestehens spinaler Drucksymptome vor der Operation betrug in unseren Fällen von einem halben bis zu zehn Jahren. Über den letzterwähnten langen Zeitraum erstreckte sich die Krankheit in je einem Falle von Neurinom der Kauda (letaler Ausgang) und Fibroendotheliom des Brustmarks mit weitgehender Herstellung der Funktion nach der Operation.

Auch wir können also die Erfahrung bestätigen, daß langdauernde Kompression einer weitgehenden Restitution nicht im Wege steht. Besonders lehrreich ist in dieser Hinsicht auch unsere Beobachtung 7, bei der eine seit zwei Jahren bestehende, schwere spastische Parese der Beine fünf Wochen nach der Operation so weit geschwunden war, daß die Patientin mit Unterstützung zu gehen imstande war. Auch Antoni sah einen Patienten (Fall 13) nach einer 34 Monate lang dauernden Kompression wieder so weit genesen, daß er lange Spaziergänge machen konnte. Anderseits sieht man freilich, auch

nach relativ kurz dauernder Kompression eine wesentliche Besserung
nach der Operation ausbleiben (siehe z. B. unsere Beobachtung 11).
Auch Antoni erwähnt einen Fall (Nr. 8), in dem nach einer seit vier
Monaten bestehenden Kompression und bei sehr zugänglichem Sitz
des Tumors nach der Operation eine erhebliche Besserung ausblieb,
ein Umstand, der, abgesehen vom Alter des Patienten, Beschaffenheit
des komprimierenden Tumors, Momenten zuzuschreiben ist, die sich
unserer Kenntnis entziehen.

Die ersten Anzeichen der Besserung zeigten sich

in Beob.	1	1 Tag	nach der Operation	(erleichterte Zehenbewegung)
„ „	18	3 Tage „ „ „		(„ „)
„ „	7	3 „ „ „ „		(„ „)
„ „	6	1 Woche „ „ „		(spontane Miktion)
„ „	11	1 „ „ „ „		(Besserung der Blasen- und Mastdarmlähmung)
„ „	16	5 Wochen „ „ „		(Abnahme der Schmerzen)
„ „	3	6 „ „ „ „		(spontane Harnentleerung)
„ „	4	za. 6 „ „ „ „		(aktive Zehenbewegung).

In Beobachtung 23 trat unmittelbar nach der Operation, bei der ein
Tumor nicht gefunden wurde, eine totale, mehr schlaffe Lähmung der
Extremitäten ein, die zirka eine Woche anhielt, worauf dann die
Besserung in langsamer Progression einsetzte. Auch in unserer Beobachtung 3 verwandelte sich die vorher spastische Lähmung p. op.
in eine schlaffe, ein Vorkommnis, das relativ häufig zur Beobachtung
gelangt (siehe unter anderen die Beobachtungen von Oppenheim,
Diagnostik, Fall 4, 5, 6, Oppenheim-Borchardt, Fall 1 — totale
schlaffe Lähmung nach Ausschälung eines intramedullären Tumors —
und Fall 2, Phleps Fall 2: postoperativer Verlust der Sehnenreflexe)
und gewöhnlich als „Schockwirkung" aufgefaßt wird. Serko ist geneigt,
die postoperativen Lähmungen auf eine artifizielle Läsion des Rückenmarks während der Operation zurückzuführen. Taschenberg (M. m.
W. 68, Nr. 20, S. 612, 1921) erklärt das Schlaffwerden der Lähmung
p. op. mit der Entwicklung einer Meningitis serosa; auch Oppenheim meint, daß seröse Ausscheidungen in die Meningen im Anschluß
an operative Eingriffe im Bereiche der Wirbelsäule besonders häufig
entstehen; ihm scheint sogar die Meningitis serosa nach Geschwulstoperationen ein regelmäßiges Vorkommnis zu sein.

Noch rätselhafter als das Auftreten eines anderen Lähmungstypus
nach der Operation ist in unserer Beobachtung 23 der Umstand, daß
trotzdem ein Tumor nicht gefunden werden konnte, eine deutliche,
derzeit noch zunehmende Besserung des Krankheitszustandes platz-
gegriffen hat. Auch andere Autoren, die Ähnliches beobachteten (siehe
unter andern die Fälle von Oppenheim, Diagnostik, Beob. 11; Nonne,

Förster, H. Schlesinger), sind über Vermutungen hinaus nicht zu einer Erklärung dieser Erscheinung gelangt.

Einer statistischen Bewertung der in unseren Fällen durch die Laminektomie erzielten Erfolge steht nicht nur die relativ geringe Zahl unserer Beobachtungen, sondern auch die Überzeugung von der Schwierigkeit, den oft für den Ausfall wichtigen individuellen Eigentümlichkeiten statistisch gerecht zu werden, wie auch die Schwierigkeit, den unmittelbaren Einfluß der Operation auf den letalen Ausgang festzustellen, hindernd im Wege. So wird man gleich bei der Feststellung, daß den relativ günstigen Ergebnissen (3 Heilungen, drei dauernde, eine temporäre gute Besserung) eine relativ hohe Mortalität[1]) gegenübersteht, in Betracht ziehen müssen, daß der Tod nur in einem Falle — in Beobachtung 2 infolge Nachblutung aus einem Hämangiom — im engeren Anschlusse an die Operation erfolgte, während in den übrigen drei Fällen der Tod nicht direkt mit der Operation in Zusammenhang stand. Im Falle 23 kann, da ein Tumor bei der Operation nicht gefunden wurde und es nicht ausgeschlossen ist, daß überhaupt keiner vorhanden war, natürlich von einem Operationsergebnis nicht gesprochen werden, jedoch muß festgehalten werden, daß nach der Laminektomie eine dauernde progrediente Besserung eingesetzt hat. Andrerseits dürfte im Falle 10, wo der Tumor erst bei der Nekropsie gefunden wurde, obwohl ein direkter Einfluß der frustranen Laminektomie auf den letalen Ausgang durch Pneumonie nicht vorhanden war, durch die Operation eine Beschleunigung des tristen Ausganges verursacht worden sein. Ähnliches, wenn auch im schwä-

---

[1]) Oppenheim berichtet über erfolgreiche Operationen bei vier von neun extramedullären Tumoren (= 44 bis 45%), Stursberg, 1908 (zitiert nach Fleck) hatte günstige Ergebnisse in 52,1%, darunter dauernde Heilung in 35,2%; Krause hatte unter 27 operierten Rückenmarkstumoren in unmittelbarem Anschluß an die Operation acht Todesfälle zu verzeichnen (fast 30%), Eiselsberg-Ranzi zählten unter 17 operierten Rückenmarkstumoren fünf Todesfälle, die der Operation unmittelbar zur Last fielen (29,4%), Redlich hatte bei acht operierten Duratumoren fünf vollständige Heilungen zu verzeichnen, drei Fälle blieben ungeheilt, von sieben Tumoren der Kauda wurden drei vollständig geheilt, zwei wesentlich gebessert, einer etwas gebessert und einer blieb ungebessert. Lennep, der über 153 Fälle verfügt, berichtet über Heilung in 33%, wesentliche Besserung in 15%, Exitus in 33%; Förster erzielt in allen seinen neun extramedullären Fällen völlige, in einem intramedullären Falle fast völlige Restitution. Antoni (1920) berichtet über 21 operierte Fälle: sieben gingen in wenigen Tagen mit Tod ab, drei Fälle blieben längere Zeit am Leben, wiesen aber ein schlechtes funktionelles Ergebnis auf; neun Fälle wurden völlig oder nahezu völlig hergestellt, in einem Falle trat in kurzer Zeit zweimal ein Lokalrezidiv auf, ein Fall ist nur kurze Zeit p. op. beobachtet; Mingazzini hatte unter sechs operierten Fällen zwei Exitus, drei Heilungen, eine Heilung mit Defekt. Frazier-Spiller (1923) hatten nur in zwei von 14 operierten Fällen einen mangelnden Erfolg zu verzeichnen.

cheren Maße, gilt für Fall 8, wo der Exitus acht Monate nach der Operation eintrat. Im Falle 3 ist die Beurteilung des Operationserfolges mangels näherer Angaben über die letzten Krankheitstage und eines Obduktionsbefundes nicht möglich; jedoch war zwei Monate nach der Operation eine wenn auch leichte Besserung vorhanden. Ein unmittelbarer Einfluß der Operation auf den letalen Ausgang war also nur im Falle 2 vorhanden. Wichtig ist es, daß unter unseren Fällen eine nachweisbare Schädigung durch die Laminektomie als solche nicht zu verzeichnen ist. Daß sie vorkommt, ist bekannt (siehe hierüber unter andern die in der Arbeit von de Sanctis zitierten französischen Autoren, de Martel, Marie, Babinski und Barré, die eine durch die operative Berührung des Markes, insbesondere in der Höhe der oberen Dorsalsegmente hervorgerufene vasomotorische Reflexwirkung auf das Herz und den Blutkreislauf, die einen raschen Tod zur Folge haben kann, annehmen).

Die operativen Ergebnisse der hier mitgeteilten Fälle decken sich demnach, wenn wir von den glänzenden Resultaten Försters und Frazier-Spillers absehen, im großen und ganzen mit den aus dem Jahre 1920 stammenden Zusammenstellungen von Antoni und Lennep, besonders auch, was den Prozentsatz der Mortalität (33%) betrifft.

f) Röntgendiagnose und -Therapie

Von unseren 20 Fällen, die zum Teile wiederholt röntgenologisch untersucht wurden, zeigten 11 im Röntgenbilde gar keine Veränderungen (die Fälle 1, 4, 5, 7, 9, 10, 11, 12, 18, 19, 21), in den übrigen 9 Fällen fanden sich Veränderungen verschiedener Art, und zwar:

In Beobachtung II, extradur. Hämangiom D_5 bis D_7: Entkalkung der dem Tumorniveau entsprechenden Wirbel;

in Beobachtung III, intradur. Fibrosarkom D_7: Abschrägung und Auflagerungen des 3. und 4. Dorsalwirbels (Knochenveränderung oberhalb des Tumorniveaus);

in Beobachtung VI, intradur. Fibroendotheliom D_{11}: Spondylitische Zacken am 11. und 12. Dorsalwirbel (unter dem Niveau des Tumors);

in Beobachtung VIII, intradur. Endotheliom C_2 bis C_3: Knochenspange am 3. und und 4. Zervikalwirbel (traumatisch bedingt?);

in Beobachtung XIV, Caries der oberen Brustwirbelsäule: Destruktion des 3. und 4. Dorsalwirbels;

in Beobachtung XV, Sarkommetastase im mittleren Brustmark: Destruktion des 5. bis 7. Dorsalwirbels;

in Beobachtung XVI, Myelom des 11., 12. Dorsal- und 1. Lendenwirbels: Schwerste Destruktion dieser Wirbel;

in Beobachtung XX, extradur. Sarkom D_5 bis D_8: Tumor neben dem 3. bis 6. Dorsalwirbel gut sichtbar;

in Beobachtung XXII, Tumor im oberen Lumbalmark und Kauda angenommen (Myelitis?): Spondyloarthritische Randexostosen der Dorsalwirbelsäule;

in Beobachtung XXIII, Tumor non inventus: Kalkarmut des 3. bis 10. Dorsalwirbels.

Wenn wir von der Karies, den Wirbeltumoren, die röntgenologisch durchwegs schwere Veränderungen erkennen ließen, und dem Fall 23, in dem der angenommene Tumor bei der Operation nicht gefunden wurde, absehen, fanden wir also folgende positive Röntgenbefunde: einen charakteristischen Röntgenschatten, entsprechend dem auch perkutorisch feststellbaren paravertebralen Tumor (Fall 20), bei einem extraduralen Tumor (Fall 2) Entkalkung der dem Tumorniveau benachbarten Wirbel (siehe hiezu Cassierer, der eine Aufhellung des Röntgenbildes in der Nähe des Tumors für charakteristisch hält), bei drei intraduralen Tumoren (3, 6, 8) einmal Auflagerungen oberhalb der Segmenthöhe des Tumors, einmal eine spondyloarthritische Zacke unterhalb des Tumors und einmal eine Knochenspange etwa dem Sitze des Tumors entsprechend, von der es aber nicht sicher ist, ob sie nicht durch ein Trauma verursacht wurde. Die röntgenologisch gefundenen Veränderungen sind also weder gleichartig, noch der Höhe des Tumors genau entsprechend, so daß in unseren Fällen, mit Ausnahme der schönen röntgenologischen Darstellungen des paravertebralen Tumors im Falle 20, soweit es sich nicht um Affektionen der Wirbelknochen handelte, der Röntgenbefund kein ausschlaggebendes diagnostisches, respektive höhenlokalisatorisches Hilfsmittel darstellte[1]). Auch Förster gelangte zu ähnlichen Feststellungen.

Nur dreimal fanden sich die von Sgalitzer und Jatru beschriebenen und auch von anderen Autoren (Marburg, Redlich) bestätigten Exostosenbildungen, und zwar einmal oberhalb, einmal unterhalb des Tumorniveaus und einmal im Tumorniveau, während bekanntlich die Autoren unter 15 röntgenologisch genau beobachteten Fällen von Rückenmarkstumoren zehnmal Exostosenbildung feststellen konnten. Doch heben sie selbst hervor, daß auch der positive Befund nicht absolut beweisend für Tumor ist. Auch unser, freilich pathogenetisch unklarer Fall 22, der klinische Erscheinungen eines Tumors des oberen Lumbalmarkes, respektive der Kauda bot, und bei dem bei der Nekropsie ein Tumor nicht gefunden werden konnte, wies eine Randexostose im Bereich der ganzen Dorsalwirbelsäule auf.

Für die Frage der Wirkungsweise der Röntgentheraphie bei Rückenmarkstumoren stehen uns aus unserem Beobachtungsmaterial nur spärliche Erfahrungen zur Verfügung, da die Fälle zumeist operativ und nur in der Nachbehandlung mit Röntgenstrahlen behandelt wurden.

Unter den nicht operierten Fällen ließ sich im Falle 19, der wegen des schweren Zustandsbildes, respektive der Transportschwierigkeiten

---

[1]) Daß die Röntgenuntersuchung ein ausgezeichnetes Hilfsmittel für die Diagnose der Wirbeltumoren abgibt, ist bekannt. Trotzdem rät H. Schlesinger nur positive radiologische Befunde von Wirbeldestruktion für die Diagnose von (malignen) Wirbeltumoren zu verwenden.

nur zweimal bestrahlt wurde, und der rasch letal verlief[1]), ein Erfolg gar nicht erwarten, im Falle 15 (Sarkommetastase) war nach den Bestrahlungen[2]) wenigstens eine deutliche Abnahme der sonst äußerst quälenden Schmerzen zu konstatieren (gleichfalls unzureichend bestrahlt[3]). Unter unseren operativen Fällen haben wir der Beobachtung 20 als eines Falles bereits oben Erwähnung getan, bei dem unserer Meinung nach die intensive Röntgennachbehandlung zu dem dauerhaften und besonders erfolgreichen Heilerfolge wesentlich beigetragen haben dürfte[4]). In gewissem Sinne ein Gegenstück hiezu bildet unser Fall 4, bei dem eine Bestrahlung nach der ersten Laminektomie nicht erfolgt ist, und der vier Jahre später an einem Rezidiv erkrankte.

Daß die Röntgentherapie der Rückenmarkstumoren unter Umständen äußerst aussichtsreich sein kann, geht aus der vor zwei Jahren erschienenen interessanten Arbeit von O. Fischer hervor. In vier Fällen (zwei maligne Tumoren, je ein intra- und ein extramedullärer Tumor, autoptisch nicht verifiziert) hatte die Röntgenbestrahlung eine weitgehende Besserung, im letzten Falle sogar völlige Heilung zur Folge, die sich in den beiden ersten auch in einer nach der Bestrahlung auftretenden Liquorveränderung kundgab. Über glänzende Heilerfolge der Strahlentherapie bei malignen Rückenmarks- und Wirbelsäulengeschwülsten, die chirurgisch **nicht** vollständig entfernt werden konnten, berichten auch Flatau und Sawicki. Übrigens wies schon Schlesinger im Jahre 1917 auf den Wert einer bald nach der Operation einsetzenden Röntgenbehandlung hin. Auch an der hiesigen Nervenklinik besteht schon seit Jahren die Übung, Fälle, die sich als nicht operabel erwiesen, der Röntgenbestrahlung zu unterziehen.

II. Lumbalpunktion

In fast allen unseren Fällen (21) wurde die Lumbalpunktion als ein heute für die Diagnose eines raumbehindernden Prozesses im

---

[1]) Zwei Bestrahlungen, Intervall eine Woche, bei 5 *mm* Al, je 1 H. E. D. (10 H) auf den Tumor von vorne und von der Seite.

[2]) Drei Bestrahlungen in Abständen von drei bis vier Wochen bei 10 *mm* Al, je 1 H. E. D. (10 H) auf dem erkrankten Wirbelbezirk von hinten rechts und links.

[3]) Bei einem von uns beobachteten, im **Abschnitte** über Lipiodol nur kurz erwähnten, weil nicht autoptisch verifizierten Falle einer wahrscheinlich im Halsmark sitzenden Kompression (intramedullärer Tumor, Pachymeningitis), der in Abständen von je drei Tagen vier Bestrahlungen erhielt, traten im Anschluß an die zweite Bestrahlung reißende Schmerzen im linken Arm und Parästhesien der linken Hand auf, später aber war eine auffallende Abnahme der Schmerzen zu konstatieren.

[4]) Im Zeitraum vom April 1921 bis November 1923 wurden 14 Bestrahlungen vorgenommen.

Spinalraume bereits unentbehrliches Hilfsmittel vorgenommen, in einigen Fällen auch wiederholt. Versuchen wir, die dabei gefundenen Veränderungen der Spinalflüssigkeit in bezug auf Zell- und Eiweißgehalt und gewisse Anomalien der Druckfortpflanzung im Spinalraume (Queckenstedtscher Versuch) zur Situation des autoptisch gefundenen raumbehindernden Agens in ein Verhältnis zu setzen, so ergibt sich folgendes: Unter unseren vier extraduralen Tumoren (Fall 1, 2, 19, 20) zeigten drei, nämlich die Fälle 2, 17, 18, das typische Kompressionssyndrom, das ist Eiweißanreicherung bei normaler oder nur schwach vermehrter Zellzahl[1]) (letzteres bei Fall 2) und fehlende Drucksteigerung bei Kompression der Halsvenen, einer (Fall 1) hatte normalen Globulingehalt und nur verlangsamten, nicht völlig fehlenden Anstieg bei Halskompression. In den Fällen 2 und 20 bestand das für Blockierung des Spinalraumes charakteristische, unverhältnismäßig rasche Absinken des Druckes nach relativ geringer Liquorentnahme; so sank im Falle 2 nach Entnahme von nur 4 cm^3 Liquor der Druck von 180 mm Wasser auf 80, im Fall 20 sogar nach Ablassen von 6 cm^3 von 230 mm auf 0 herab. Unser einziger Fall von Pachymeningitis externa (Fall 19) zeigte das typische Kompressionssyndrom.

Eine weitere Gruppe umfaßt sieben intradurale und einen zugleich extra- und intraduralen Tumor (Fälle 3 bis 9). Sämtliche rein intraduralen Fälle wiesen Globulinvermehrung auf; im zugleich extra- und intraduralen Falle bestand normaler Globulinbefund bei erhöhtem Gesamteiweiß (die anläßlich der Lipiodolprobe in diesem Falle vorgenommene Zisternenpunktion ergab allerdings eine Globulinanreicherung, die aber auch nur mäßig war [zehnfache Verdünnung des Liquors zeigte keine Ringbildung mehr!]), im Falle 5 Xanthochromie. Die Zellzahlen waren in zwei Fällen vermehrt (im Falle 3 13 Zellen, im Falle 7 17 Zellen), überdies zeigten im Falle 7 Zellen- und Eiweißwerte bei in relativ kurzen Intervallen dreimal wiederholter Punktion eine stetige Zunahme; im Falle 3 bestand Drucksteigerung, geringe Zellvermehrung (13 Zellen), Eiweißvermehrung, jähes Absinken des Druckes, inkompletter Queckenstedt.

Kompression der Halsvenen blieb in drei Fällen wirkungslos, in vier Fällen war ein deutlich verlangsamter Anstieg vorhanden.

Wir fanden also normale Zellzahl und Unwirksamkeit der Halskompression dreimal, einmal erhöhte Zellzahl und Unwirksamkeit der

---

[1]) Bei der Beurteilung der Zellzahl hielten wir uns an die von Pappenheim vertretene Ansicht, nach der Zellwerte bis zu fünf Zellen als normal, Werte bis zu zehn Zellen als bedingt pathologisch zu betrachten sind. Petrens Anschauung, daß eine drei Zellen im Kubikzentimeter übersteigende Zellzahl als eine pathologische Vermehrung zu gelten habe, können wir nicht beipflichten.

Halskompression, viermal eine deutlich herabgesetzte Wirkung der Halskompression, davon dreimal mit normaler, einmal mit erhöhter Zellzahl. In allen diesen Fällen, mit Ausnahme des Falles 9, bestand außerdem Globulinvermehrung. Wir sehen also bereits, daß der verlangsamten Kompressionswirkung, falls sie durch wiederholte Untersuchung zu verschiedenen Zeiten einwandfrei festgestellt ist und einen deutlichen Grad erreicht, ein großer diagnostischer Wert zukommt, ferner auch, daß die Zellvermehrung, wie bereits bekannt, nicht gegen spinale Blockierung spricht.

In zwei Fällen (4 und 5) ging die Kompressionswirkung, wie zwei aufeinanderfolgende Punktionen ergaben, sozusagen unter unseren Augen verloren, was natürlich der Diagnose eines Tumors sehr förderlich ist.

In zwei weiteren Fällen (6 und 9) dieser Gruppe war wieder ein auffallend schnelles Absinken der Druckwerte vorhanden; im Falle 6 sank nämlich der Druck nach Entnahme von 4 cm^3 Liquor von 150 mm Wasser auf 0, im Falle 9 nach Entnahme von 5 cm^3 von 145 auf 60 mm Wasser.

Von unseren beiden intramedullären Tumoren zeigte der eine — Fall 11 — normale Zellzahl, Globulin- und Gesamteiweißvermehrung und normalen Anstieg bei Halskompression, der zweite Fall — Nr. 12 — verlangsamten Anstieg nebst Globulin-Gesamteiweißvermehrung (die genaue Zellzahl war wegen Blutbeimengung nicht zu ermitteln). Unsere vertebralen Tumoren ergaben folgenden Befund: Fall 14 zeigte typisches Kompressionssyndrom mit positivem Queckenstedt (dabei starken Druckabfall bei relativ geringer Liquorentnahme), ebenso Fall 15, während Fall 16 bei normalem Zellbefund und Eiweißanreicherung ein annähernd normales Verhalten bei der Halskompression zeigte. Im Fall 18 (Kaudatumor) ergab die Lumbalpunktion einen zähflüssigen, xanthochromen, sofort nach der Entnahme koagulierenden Liquor, der abnorme zelluläre Gebilde aufwies, die mit großer Wahrscheinlichkeit als Tumorzellen aufzufassen waren. Der Vergleich des anläßlich der Lipiodolinjektion gewonnenen Zisternenliquors mit dem lumbalen Liquor ergibt im Gegensatz zur exzessiven Vermehrung im spinalen Liquor nur eine geringe Vermehrung der Globuline.

Zwei diagnostisch ungeklärte Fälle bedürfen hier noch der Erwähnung: nämlich Fall 23, bei dem die klinischen Symptome für einen raumbehindernden Prozeß des mittleren Dorsalmarkes sprachen und der Liquorbefund typisches Kompressionssyndrom mit positivem Queckenstedt ergab, ohne daß bei der Laminektomie ein Tumor gefunden wurde. Fälle ähnlicher Art sind in der Literatur nicht allzu selten erwähnt, lassen aber unseres Wissens über mehr oder minder vage Vermutungen hinaus fast immer eine Erklärung vermissen. Da, wie wir wissen, dem Kompressionssyndrom Beweiskraft für das Vorhandensein eines Tumors nicht zukommt, andrerseits der negative Ausfall der Laminektomie, wie die nachträgliche Besserung das Vorhandensein eines Tumors keineswegs ausschließt (siehe auch unsere Fälle 8 und 10), bleibt auch dieser Fall im Dunkeln. Sehr wichtig für seine diagnostische Klärung wäre eine neuerliche Lumbalpunktion, respektive Lipiodolinjektion, die aber unseres Wissens vom Patienten nicht gestattet wurde.

Im Falle 22, jenem autoptisch nur mangelhaft verifizierten Falle, in dem bei der makroskopischen anatomischen Untersuchung ein Tumor nicht gefunden wurde und der Verdacht eines myelitischen Prozesses besteht, zeigte sich bei der ersten Punktion das typische Kompressionssyndrom, bei der Wiederholung der Punktion neben einer Abnahme des Globulingehaltes eine normale Wirksamkeit der Halskompression. Da ein Irrtum bei den unter allen Kautelen vorgenommenen Punktionen (auch das beobachtete Herabsinken des Druckes von 180 mm auf 0 nach Entnahme von 13 cm^3 sprach für einen Abschluß der Rückgratshöhle) nicht angenommen werden kann, erscheint es am plausibelsten, wenn man das „Negativwerden des Queckenstedt" auf eine in der Zwischenzeit durch nicht näher bestimmbare Umstände erfolgte Erleichterung der Passage im Wirbelkanal bezieht. So erwähnen französische Autoren, zitiert bei Grosz und Pappenheim (Kompressionssyndrom, S. 360), als Ursache der Unterbrechung unter anderem fibröse, menigo-medulläre Verwachsungen und akut entzündliche Verklebungen, die zu einem Wechsel des Liquorbildes im erwähnten Sinne führen können. In unserem Falle sprach allerdings der klinische Verlauf, auch der normale Zellgehalt im Liquor bis zu einem gewissen Grade gegen akut entzündliche Verklebungen.

Theoretisch liegt kein Grund vor, anzunehmen, daß es nicht auch einmal bei einem den Wirbelkanal verschließenden Tumor durch Schrumpfungsvorgänge oder ähnliches zu einem Freiwerden der Passage kommen kann. Der vorliegende Fall büßt freilich dadurch an Bedeutung ein, daß gerade hier, wenn auch ein Tumor mit ziemlicher Sicherheit auszuschließen ist, eine exakte histologische Untersuchung nicht vorliegt, wodurch alle auf die Art der Rückenmarksaffektion bezüglichen, halbwegs sicheren Schlußfolgerungen unmöglich werden. Vielleicht kann auch, abgesehen von dem autoptischen Befunde, in dem Umstande, daß trotz des erwähnten Zeichens einer teilweisen Aufhebung der Blockierung eine Besserung der klinischen Erscheinungen keineswegs erfolgt ist, ein Hinweis darauf erblickt werden, daß die Kompressionssymptome in diesem Falle dennoch Begleiterscheinungen eines chronischen entzündlichen Prozesses (Verklebungen) waren.

Das entgegengesetzte Verhalten, daß nämlich im Verlaufe einer längeren Beobachtung eines spinalen Krankheitsprozesses ein negativer Queckenstedt positiv wird, haben wir wiederholt beobachtet (siehe unsere Fälle 4 und 5) und immer als ausschlaggebende Bekräftigung eines Verdachtes auf Tumor betrachtet. Wir befolgen daher schon seit langem an der Klinik die Übung, die diagnostische Punktion mindestens noch einmal zu wiederholen, was freilich, wenigstens an unserer Klinik, wegen der Furcht mancher Kranken vor der Punktion nicht immer durchführbar ist.

Fassen wir demnach unsere, wenn auch nur auf ein geringes Material gestützten Erfahrungen hinsichtlich der bisher erwähnten, der Liquorpunktion zu dankenden diagnostischen Hilfsmittel für die Diagnose eines raumbehindernden Prozesses im Lumbalraume zusammen, so ergibt sich als das allgemeinste Symptom spinaler Kompression die Eiweißvermehrung, die nur in zwei Tumorfällen fehlte und bis auf einen Fall sowohl Globulin als Gesamteiweiß betraf, ferner das Queckenstedtsche Symptom (in allen bis auf einen Fall mit Eiweißvermehrung verbunden[1]), das, sei es komplett oder inkomplett, bei allen von uns untersuchten verifizierten Tumoren, ferner bei einem nicht verifizierten Tumor, einer Pachymeningitis und bei einem Falle vorübergehend positiv war, in dem der Tumor bei der Autopsie nicht gefunden wurde. In den erwähnten zwei Fällen, in denen der Queckenstedt negativ ausfiel, zeigte das Liquorbild die als „Stauungsliquor" bezeichneten Veränderungen. Was den hier als inkomplett bezeichneten Queckenstedt betrifft, nämlich die Verlangsamung der Druckwirkung, so bedarf es, wie bereits angedeutet, allerdings einiger Übung und genauer Befolgung aller bei der Lumbalpunktion mit Druckmessung geltenden Vorschriften, um die Verlangsamung des Anstieges der Liquorsäule als pathologisch zu erkennen. Insbesondere ist auf die Verschiedenheit der Druckwirkung, die sich bei Beanspruchung der Bauchpresse, die auch bei vollständiger Blockierung einen Anstieg zur Folge hat, und bei Halskompression ergibt, zu achten. Da übrigens die mangelhafte Kompressionswirkung nur selten die einzige Anomalie im Liquorbilde ist (unter unseren Fällen bestand nur im Falle 1 ein verlangsamter Anstieg bei normalem Eiweißgehalt), wird man selbst im Falle eines inkompletten Queckenstedt selten über das Vorhandensein eines raumbehindernden Prozesses (nicht eines Tumors, denn positiver Queckenstedt findet sich, wenn auch selten, auch bei andersartigen Prozessen) im Zweifel sein. In solchen Fällen wird man, wie bereits erwähnt, die Punktion eventuell wiederholen müssen. Derzeit besitzen wir übrigens in der Lipiodolprobe und der doppelten Punktion (Lumbal-

---

[1] Positiver Queckenstedt ohne Eiweißvermehrung fand sich auch im Fall 9 von Müller: Nicht verifizierter Tumor in D_6 und in einem von Grosz und Pappenheim beobachteten verifizierten Falle.

und Zisternenpunktion), über welch letztere wir allerdings noch keine persönlichen Erfahrungen besitzen, ein Mittel, die Ergebnisse der Lumbalpunktion zu kontrollieren.

Die Zellzahl erwies sich in fast allen Fällen als normal, nur in einem extraduralen und in zwei intraduralen Fällen bestand mäßige Zellvermehrung. Wenn auch die Zellvermehrung im Liquor cerebrospinalis bei Rückenmarkstumoren nicht die Regel ist, so wird sie keineswegs, wie unsere und die Erfahrungen anderer Autoren lehren — wir meinen solche geringen Grades — dazu dienen dürfen, einen sich aus den klinischen Symptomen ergebenden Verdacht auf Tumor abzuschwächen[1]).

Das typische Kompressionssyndrom, nämlich die Trias: normale Zellzahl, Eiweißvermehrung und positiver Queckenstedt, das heißt vollständig fehlender Anstieg der Liquorsäule bei Halskompression, fand sich unter 19 verifizierten Tumoren (und der Pachymeningitis) zehnmal, die um die zwei Fälle vermehrt werden können, in denen eine leichte Zellvermehrung bestand. Fügen wir jene fünf weiteren Fälle hinzu, in denen keine völlige Abschließung, sondern nur ein verlangsamter Anstieg stattfand, den wir aber in bezug auf die Anzeige einer Raumbehinderung dem kompletten Queckenstedt sehr nahe stellen, so erhellt daraus, welch große diagnostische Bedeutung dem Queckenstedtschen Symptom zufällt.

Schließlich wäre noch auf die abnorme Druckverminderung nach geringer Liquorentnahme (in manchen Fällen bis 0) als auf ein Symptom hinzuweisen, das, wenn auch nicht immer vorhanden, so doch (natürlich nicht isoliert, sondern im Zusammenhang mit anderen auf Blockierung hindeutenden Symptomen) im Zweifelsfalle die Diagnose eines raumbehindernden Prozesses zu stützen geeignet ist[2]).

Erwähnenswert ist auch die in einigen unserer Fälle beobachtete ausgesprochene Drucksteigerung in dem durch den Tumor anscheinend vollständig abgeschlossenen Lumbalraume. Als obere Grenze des normalen Druckes nahmen wir in Übereinstimmung mit der Mehrzahl der Autoren 150, ausnahmsweise 200 *mm* an. Bekanntlich gehen aber in diesem Punkte die Ansichten der Autoren sehr auseinander, so zum Beispiel möchte Weigelt nur Druckwerte über 300 *mm* verwerten. Unser Fall 2 hatte einen Druck von 180 *mm*, Fall 3 einen Druck von 240 und Fall 20 einen Druck von 230 *mm*. Eine Erklärung dafür zu

---

[1]) Auch in der Arbeit von Grosz und Pappenheim über das Kompressionssyndrom finden sich zwei Fälle mit leichter Zellvermehrung. Dort auch die Literatur über das Kompressionssyndrom bis 1921.

[2]) Siehe hiezu auch die jüngst erschienene Arbeit von Grünbaum (Arch. f. Psych. 73, H. 2—4, 1925), der 1913 zuerst auf das Symptom des raschen Druckabfalles im Verhältnis zur abgelassenen Liquormenge aufmerksam gemacht hat.

finden, erscheint nicht leicht. Die von Purves Stewart gemachte
Annahme, daß der Liquor in solchen Fällen durch Husten oder andere
körperliche Anstrengungen sozusagen gepumpt und unterhalb der Kompression zurückgehalten werden könne, scheint mir ebenso wie ein
zweiter Erklärungsversuch desselben Autors, daß die Kompression eine
venöse Stase am Rückenmark bewirke und so eine Transsudation in
den unteren Liquor hervorrufe, der Nachprüfung bedürftig. Denn,
trotzdem Husten und körperliche Anstrengung ziemlich bei jedem
Tumorkranken vorkommen und ebenso die mechanische Kompression
des Rückenmarks sehr häufig einen hohen Grad erreicht, finden wir
doch in den meisten Fällen im abgeschlossenen Teile des Lumbalraumes
niedrige Druckwerte.

Die Xanthochromie, die in jenen Fällen, in denen sich rote
Blutkörperchen im Liquor nicht nachweisen lassen, wahrscheinlich
durch Übertritt von Plasmafarbstoffen in den Liquor verursacht wird,
nach einigen Autoren auf eine durch einen meningitischen Entzündungs-
prozeß verursachte Gelbfärbung des Liquors zurückzuführen ist, scheint
zu selten vorzukommen, um als differentialdiagnostisches Hilfsmittel
wesentlich in Betracht zu kommen. Unter unseren 15 verifizierten
Tumoren fand sie sich nur dreimal, darunter einmal (Fall 18) kombiniert
mit Coagulation massive (= Froinsches Syndrom), die beiden anderen,
mit Xanthochromie einhergehenden Fälle betrafen intradurale Tumoren
des unteren Brustmarkes, so daß die bereits früher als unhaltbar er-
kannte Ansicht Queckenstedts, daß Xanthochromie nur bei Abschluß
der untersten Teile des Lumbalraumes vorkommt — wenn es auch
richtig ist, daß sie bei diesem Sitz häufiger auftritt — auch durch unsere
Beobachtungen widerlegt erscheint[1]). Dagegen scheint die Xanthochromie bei extramedullären, aber intraduralen Tumoren vorzugsweise
vorzukommen, was auch aus der Zusammenstellung Ravens hervor-
geht, der Xanthochromie in 68,75% bei intraduralen, gegenüber 33%
bei extraduralen Tumoren fand. In unseren Fällen fand sich Xanthochromie allemal in dem durch den Tumor abgeschlossenen Teile des
Lumbalraumes, so auch im Falle 18, wo, obwohl der Tumor bis zur
Höhe des 2. Lumbalwirbels hinaufreichte, unterhalb des Tumors punk-
tiert wurde. Daß Xanthochromie auch oberhalb des Tumors vorkommt,
beweisen neben mehreren Angaben aus der deutschen Literatur auch
die Beobachtungen von Cushing und Ayer an fünf Kaudatumoren,
in denen oberhalb des Tumors Xanthochromie bestand[2]), und auch ein

---

[1]) Siehe hiezu auch den kürzlich veröffentlichten Fall Rivarolos eines
intramedullären Tumors des unteren Halsmarks mit Xanthochromie und
Koagulation.

[2]) Nach einer Beobachtung von Cushing und Ayer aus dem Jahre 1923
schienen die Veränderungen des Liquors nach oben hin abzunehmen.

kürzlich veröffentlichter Fall von Guillain, Alajouanine und Bertrand eines Perithelioms in der Höhe L_4, der bei der Punktion einen xanthochromen Liquor lieferte, dessen Entstehung durch Transsudation aus dem Tumor erklärt wird. Ohne die strittige Frage der Entstehung der Xanthochromie hier entscheiden zu wollen[1]), wird man die Möglichkeit zugeben müssen, daß z. B. durch toxische Wirkungen auch in einem gewissen Bereiche oberhalb des Tumors, infolge erhöhter Durchlässigkeit der Gefäße ein Übertritt von Plasmafarbstoffen in den Liquor stattfinden kann.

Als Mittel zur Feststellung, ob die Punktion oberhalb oder unterhalb des Tumors statthat, empfehlen Cushing und Aver, wie auch Eskuchen die kombinierte Zisternen- und Lumbalpunktion mit manometrischer Beobachtung, über die wir aber, wie erwähnt, noch keine eigenen Erfahrungen besitzen. Auch Hamme veröffentlichte einen Fall eines intraduralen Fibroms der Kauda, in dem die zwischen L_2 bis L_3, also oberhalb des Tumors, vorgenommene Punktion einen gelblichen Liquor unter normalem Druck ergab, und dies, obwohl der Tumor groß genug war, um einen abgeschlossenen Sack zu bilden.

In zwei Fällen unseres Materials gelang es uns, in nach O. Fischers Methode[2]) gefärbten Ausstrichpräparaten abnorme Zellgebilde aufzufinden, die ihrem Aussehen nach als Tumorzellen zu bezeichnen waren.

Nach O. Fischers Darstellung gibt es durch besondere Größe auffallende, aber auch kleine, den Plasmazellen ähnliche, jedoch von ihnen unterscheidbare Tumorzellen. Abgesehen von dem variablen Faktor der Größe sei die Form der Kerne (schwach färbbar, gelappt, gebläht) und des Plasmas (polygonal begrenzt, vakuolenhaltig, pigmentiert) für die Diagnose maßgebend. Sind Kernteilungsfiguren nachweisbar oder liegen die Zellen in Verbindungen epithelialen Charakters, dann ist nach Fischer die Tumordiagnose so gut wie sicher.

Die auf Tumorzellen untersuchten Fälle waren:

Fall 16 (Neurinom der Kauda), bei dem der Ausstrich teils sehr große Zellen mit zum Teile viereckigem Protoplasma und einem großen, ovalen oder rundlichen, blassen Kern, teils kleinere abgerundete Gebilde, mit Pigmentschollen angefüllt, ergab.

Fall 9 (Neurinom im obersten Zervikalmark). Hier fanden sich 1. große Zellen mit einer sehr breiten, bald ovalen, bald polygonalen, manchmal viereckigen Protoplasma, bei Hämatoxylin-Eosinfärbung bald

---

[1]) Raven zum Beispiel ist der Meinung, daß das Tempo der Druckzunahme bei der Entstehung der Xanthochromie eine Rolle spielt, indem ein sehr schnell zunehmender Druck leichter zur Xanthochromie führt.

[2]) Zentrifugieren des Liquors nach Formolzusatz, Färbung des Zentrifugates mit Hämatoxylin, Nachfärbung mit Eosin.

homogen, bald mehr fleckig gefärbt, mit einem großen, blassen, ovalen oder runden Kern; 2. einzelne, epithelartig in Haufen angeordnete, riesenzellenähnliche Gebilde mit 2 bis 4 Kernen, einem feingekörnten Protoplasma mit zahlreichen Vakuolen, die Kerne ziemlich blaß, von verschiedener Größe und Form; 3. schließlich ein rhombusförmiges Gewebsstück, bestehend aus einer gekörnten, verschieden dichten Grundsubstanz, in welche an manchen Stellen ganz dicht aneinandergedrängt, in anderen etwas lockerer, zahlreiche, verschieden geformte und verschieden große, rund-ovale, kipfelförmige, dunkel tingierte Kerne angeordnet sind.

In einem zweiten ähnlichen Gewebsstück erhält man bei der mikroskopischen Untersuchung mit starker Vergrößerung den Eindruck, daß es sich um ein Konglomerat von pflasterähnlich aneinandergefügten, mehrkernigen Zellen mit feingranuliertem, zum Teile auch vakuolisiertem Protoplasma handelt.

Die Art der hier beschriebenen zellulären Gebilde, die sich beidemal bei einem Liquor von normalem Zellgehalt fanden, besonders die im Falle 10 beschriebenen Gewebsstücke lassen auf einen Zusammenhang mit dem spinalen Tumor mit größter Wahrscheinlichkeit schließen. In beiden Fällen handelt es sich um Neurinome, also um Tumoren von durchaus nicht weicher Konsistenz. Wir heben dies ausdrücklich hervor, weil O. Fischer der Meinung ist, daß Tumorzellen nur bei weicher Beschaffenheit des Tumors in den Liquor gelangen, und daß man daher, wenn keine Tumorzellen vorhanden sind, auf einen extraduralen, intramedullären oder einen intraduralen zellarmen oder abgekapselten Tumor schließen dürfe, freilich ohne, wie er angibt, einen Fall eines fibrös abgekapselten Tumors untersucht zu haben. Wenn auch das Erscheinen von Tumorzellen in Fällen, in denen der Liquor einen weichen, nicht abgekapselten Tumor im Subarachnoidealraum umspült, eher verständlich ist, so müssen wir, auch ohne eine Erklärung dafür zur Hand zu haben, auf Grund des anatomischen und mikroskopischen Befundes in beiden Fällen annehmen, daß auch zeitweilig Tumoren von derberer Konsistenz unter Umständen Zellen in den Liquor abgeben können.

Die für den diagnostischen Wert der Liquor-Ausstrichuntersuchung so wichtige Frage nach der Häufigkeit solcher Befunde sind wir nicht imstande zu beantworten. Pappenheim (Lumbalpunktion, S. 78) ist der Meinung, daß Tumorzellen nur in vereinzelten Fällen nachzuweisen sind; O. Fischer, dem es in neun Fällen von Rückenmarkstumoren jedesmal gelang, Tumorzellen nachzuweisen, führt die geringe Zahl der bisherigen Beobachtungen auf einen Mangel der Technik zurück. Pette, der in der 11. Jahresversammlung der Gesellschaft deutscher Nervenärzte 1922 über zwei Fälle von Karzinose der weichen

Hirn- und Rückenmarkshäute berichtete, die im Liquor grobzellige Elemente von epithelialem Charakter aufwiesen, konnte unter 28 Fällen nur vier finden, in denen Tumorzellen vorhanden waren, was er aber darauf zurückführt, daß die Beobachtungen aus einer Zeit stammen, in der man der Zytodiagnostik noch nicht die gebührende Beachtung schenkte.

Wenn wir Fischers Ansicht, daß das Vorkommen von Tumorzellen als ein gar nicht so seltenes Ereignis zu betrachten sei, teilen zu können glauben, so geschieht es deswegen, weil wir unsere positiven Ergebnisse in jenen zwei Fällen erhielten, in denen wir wegen der Schwierigkeit der Diagnose unser besonderes Augenmerk auf eine genaue zytologische Untersuchung des Liquors richteten, während wir uns in den übrigen Fällen mit der Zählkammerzählung begnügten. Wir empfehlen daher die Untersuchung auf Tumorzellen nach O. Fischer als unter Umständen wertvollen diagnostischen Behelf (natürlich nach vorausgegangener Schulung in der zytologischen Liquoruntersuchung), wobei wir — in Ergänzung der Erfahrungen Fischers — unseren Befunden entsprechend glauben, daß auch fibröse Tumoren unter Umständen Zellen in den Liquor absondern, freilich ohne über die Art, wie sie dahin gelangen, etwas aussagen zu können.

Fassen wir die Veränderungen des Liquorbildes zusammen, die bei Rückenmarkstumoren so häufig vorkommen, daß sie imstande sind, der klinischen Diagnose eine wesentliche Stütze zu verleihen, so ergibt sich als unserer Erfahrung nach häufigstes Symptom die Eiweißvermehrung, verbunden mit normaler Zellzahl (dissociation cyto-albuminique der Franzosen) oder auch mit leichter Zellvermehrung; sie ist, wie auch Pappenheim hervorhebt, bei vielen Tumorfällen das einzige pathognostische Liquorsymptom. Das Symptom der Eiweißvermehrung bei normaler Zellzahl, als ursprüngliches „Kompressionssyndrom" katexochen zuerst 1903 von Lépine und Froin beschrieben, kommt freilich außer bei Rückenmarkstumoren noch bei verschiedenen spinalen Prozessen (siehe Pappenheim, Lumbalpunktion, S. 157), so bei multipler Sklerose, verbunden mit Pleozytose bei Meningomyelitis, insbesondere auch bei der Meningitis tbc. (Antoni), bei Pachymeningitis spinalis purulenta (Brun, Brauers, Beiträge 1914, S. 194, zitiert bei Antoni), ausnahmsweise auch bei traumatischen Rückenmarkserkrankungen vor, ferner auch bei Meningitis serosa (Gerstmann).

Von unseren Kranken waren es die Fälle 16 und 11, bei denen nur die Eiweißvermehrung im Liquor den Tumor anzeigte. Daß unter Umständen auch beim Rückenmarkstumor die Eiweißvermehrung fehlen kann, glauben wir nicht hervorheben zu müssen. Unter unseren Fällen fehlte die Eiweißvermehrung in Fall 1 und 10; dafür bestand aber

ein, wenn auch beidemal inkomplettes Queckenstedtsches Symptom,
das auf die richtige Spur leitete. Solche Fälle sind aber relativ selten,
so daß bei negativem Eiweißbefund die Diagnose „raumbehindernder
Prozeß im Spinalraum" an Stütze eher verliert. Dagegen spricht es
sehr für Raumbehinderung, wenn sich zur Eiweißvermehrung das
Queckenstedtsche Symptom, auch in seiner unvollständigen Form,
oder nur Xanthochromie, entweder allein oder in Verbindung mit
Koagulation, gesellt (Froinsches Syndrom).

Das Kompressionssyndrom im oben erwähnten Sinne, also Eiweißvermehrung und Queckenstedt, wurde in unseren Fällen zehnmal
bei Rückenmarkstumoren und einmal bei der Pachymeningitis, also
in einem großen Bruchteil unserer verifizierten Tumoren konstatiert.
Daß es mitunter fehlt, was unsere eigenen Queckenstedt-negativen
Fälle und manche Beobachtungen aus der Literatur lehren (Antoni:
Fall 22, Fleck: Fall 3 und 4), muß in den Kauf genommen werden
(unter 13 Fällen von Antoni fehlte es nur zweimal). Dagegen tritt
es manchmal sehr früh auf, so in einem Falle Antonis (Fall 11)
in einem Stadium der Krankheit, wo klinisch nur hartnäckige lokale
Neuralgien, défense musculaire und ein kleines anästhetisches Gebiet
an einem Oberschenkel an einen Tumor denken ließen. Etwas bedenk-
licher ist es, daß es, wenn auch selten, in Fällen vorkommt, wo eine
Raumbehinderung nicht nachzuweisen ist, so zum Beispiel, wenn auch
nur vorübergehend, in unserem Falle 22 bei einem höchstwahrscheinlich
myelitischen Prozeß und merkwürdigerweise in einem Falle Fischers
bei einer atheromatösen Erweichung des Konus. Wenn also auch die
Fälle leider nicht so einfach liegen, daß ein Kompressionssyndrom mit
positivem Queckenstedt immer einen Tumor, respektive einen andersartigen raumbehindernden Prozeß anzeigt und ein Kompressionssyndrom mit negativem Queckenstedt ihn ausschließt, so ist
das Syndrom doch in einer sehr beträchtlichen Zahl von raumbehindernden Prozessen des Lumbalraumes vorhanden und bietet der klinischen Diagnose der Rückenmarkstumoren eine der wertvollsten und
bereits unentbehrlich gewordenen Stützen.

Mitunter ist das Kompressionssyndrom (mit oder ohne Queckenstedt) mit Xanthochromie oder mit Xanthochromie + Koagulation
(Froinsches Syndrom) verbunden. Diese Kombination ist für Tumor
allein nicht charakteristisch, kommt vielmehr auch bei Morbus Potti,
Landry, Spondylitis, Rhizomyelie, Pachymeningitis vor, auch ist sie
ziemlich selten. Unter unseren Fällen kam sie nur dreimal vor (5, 6,
18). Auch Xanthochromie ohne Eiweißvermehrung soll, wenn auch
selten, vorkommen (de Sanctis), während Spontangerinnung unbedingt
immer mit starker Eiweißvermehrung verbunden ist. Die Spontangerinnung kommt in der Mehrzahl der Fälle, aber nicht ausschließlich

(de Sanctis beobachtete sie auch bei intramedullären Tumoren) bei extramedullären, intraduralen Tumoren vor. Auch in unseren Fällen handelte es sich um solche. Dieser differentialdiagnostische Anhaltspunkt gilt aber nach Froin (zitiert bei de Sanctis) nur bei frühzeitigem Auftreten, da durch das Wachsen und Hervortreten eines intramedullären Tumors jene Veränderungen im Kreislauf und vielleicht jene entzündlichen Reaktionen der Markhäute erzeugt werden können, welche sonst bei extramedullären Tumoren das Syndrom erzeugen. Wenn auch über die Entstehung der Spontangerinnung nur Vermutungen existieren, so scheint im allgemeinen die Dauer des Druckes für ihr Auftreten von Bedeutung zu sein. Allerdings stimmt das nur bei unseren Fällen 6 und 18, während Fall 5 einen relativ raschen Verlauf nahm.

Besondere Folgen der Lumbalpunktion bei Rückenmarkstumoren, sei es in gutem oder bösem Sinne, konnten wir über die bekannten kleinen Beschwerden hinaus, die nach der Punktion ab und zu aufzutreten pflegen, in keinem der hier besprochenen Fälle feststellen. Wir erwähnen dies, weil bekanntlich neben selteneren Angaben über eine nach der Punktion eines Rückenmarktumors auftretende günstige Beeinflussung des klinischen Bildes — hier wäre Gampers interessanter Fall eines vertebralen Entzündungsprozesses mit sekundärer Meningitis zu erwähnen, bei dem nach der Lumbalpunktion eine dauernde und restlose Besserung der Schmerzen und Lähmungserscheinungen auftrat, wie Gamper meint, durch Beseitigung einer durch entzündliche Infiltrate im Gebiete der Wurzelscheiden bedingten Liquordrucksteigerung — bereits eine ganze Literatur über bei den verschiedensten Krankheiten nach der Lumbalpunktion auftretende Verschlimmerungen existiert (siehe unter anderen Saad bei Lues, Choroschko nach Syringobulbie).

Abgesehen von dem bekannten Fall Nonnes aus dem Jahre 1913, ist aus der jüngsten Literatur eine Beobachtung Antonis (Fall 17), die ein Neurinom in der Höhe L_2 bis L_3 betrifft, wegen der nach der Lumbalpunktion auftretenden Hypotonie (vorher spastische Paraparese!) und eines sich schnell ausbreitenden Dekubitus bemerkenswert. Auch in einem anderen Falle — Fall 12, Neurinom in D_8, respektive D_{11} bis D_{12} — hat Antoni den Eindruck, daß die Lumbalpunktion die Entwicklung der Kompressionssymptome beschleunigt habe. Diese Anschauung Antonis berührt sich mit der Anschauung der amerikanischen Autoren Elsberg und Stooky, daß gelegentlich sensible und motorische Reizerscheinungen, respektive eine Verstärkung der Symptome erst nach der Lumbalpunktion auftreten. Die genannten Autoren glauben diese Beobachtungen auch insoferne diagnostisch verwerten zu können, als sie annehmen, daß sie vorzugsweise bei der Dura adhärenten intra- oder extraduralen Tumoren auftreten. Wenn wir — wie gesagt — über ähnliche Beobachtungen zufälligerweise auch nicht verfügen, so

ist es klar, daß schon grob mechanisch durch die mit der Drucksenkung
einhergehende Zerrung an den durch den Tumor verlagerten Wurzeln
Beschwerden erzeugt werden, respektive temporär verschlimmert werden
können. Daß sie den Wert der heute insbesondere für die Diagnostik
der spinalen Tumoren bereits unentbehrlich gewordenen Lumbalpunktion
nicht schmälern können, liegt auf der Hand.

III. Das Sicardsche Verfahren

Bekanntlich wurde das Verfahren, einen raumbehindernden Prozeß
im Spinalraum durch Injektion eines röntgendichten Agens am Röntgen-
schirm oder der Röntgenplatte sichtbar zu machen, im Jahre 1922 von
Sicard und Forestier[1]) veröffentlicht. Da über das Sicardsche
Verfahren schon zusammenfassende Veröffentlichungen existieren[2]),
können wir uns kurz fassen und wollen das Hauptgewicht auf die Dar-
legung der an unseren autoptisch verifizierten Fällen mit der Lipiodolprobe gemachten Erfahrungen legen. Bezüglich der an unseren Fällen
geübten Technik verweisen wir auf die Mitteilungen des Prof. Denk[3]),
der im Einvernehmen mit uns die Lipiodolinjektionen an unseren
Fällen an der Klinik Eiselsberg vornahm.

Als Kontrastmittel verwendete Sicard bekanntlich eine Kombination von
Jod und Mohnöl (huile de l'œillette) im Verhältnis von 0,54 cg des Metalloids
auf 1 cm³ Öl, die sich nicht nur als unschädlich erwies, sondern auch durch
ihre Konsistenz den Zweck erfüllte, sich durch ein Hindernis leicht anhalten zu
lassen, aber doch nicht zu rasch im Spinalraum hinabzugleiten. Als optimale
Injektionsstelle empfahl Sicard die Membrana atlanto-occipitalis, deren Para-

[1]) Sicard et Forestier, Contrôle d'ensemble des cavités de l'organisme
par l'huile jodée. Soc. méd. des hôpitaux, 17. März 1922; dieselben, Soc. méd.
des hôp. 23. Februar 1923; Sicard, Robineau et Lermoyez, Rev. de
Neurol., Februar 1923, Nr. 2; Sicard, Forestier et Laplane, Réunion
neurol., Juni 1923; Sicard et Laplane, Soc. de neurol., Juli 1923.

[2]) Siehe insbesondere die kürzlich erschienene Arbeit von Peiper und
Klose über die röntgenographische Darstellung des Rückenmarks, in der sich
auch ein kurzer historischer Rückblick findet. Die Myelographie — der Ausdruck stammt von Peiper und Klose — nahm bekanntlich ihren Ausgangs-
punkt von Dandys Versuchen, durch Lufteinblasung in den Spinalraum die
untere Grenze des vermuteten Tumors röntgenographisch darzustellen. Weniger
bekannt ist es, daß ungefähr um dieselbe Zeit Sträußler und Schüller in
Wien durch Injektion einer 10%igen Jodkalium-Lösung in den Subarachnoidealraum einer Kindesleiche Form- und Größenverhältnisse des Spinalraumes und
der Seitenventrikel sichtbar machen konnten. Leider wurden ihre Versuche nicht
fortgesetzt.

[3]) Sitzung der Gesellschaft der Ärzte in Wien vom 20. Juni 1924 und die
Diskussionsbemerkung Eiselsberg's auf der Innsbrucker Tagung der deutschen
Nervenärzte im September 1924; siehe ferner eine weitere Demonstration Professor Denks in der Wiener Gesellschaft der Ärzte (Sitzung vom 26. Juni
1925), die bereits nach Abschluß dieser Arbeit stattfand.

zentisierung 1908 zuerst von Obregia empfohlen worden war, aber auch die Interspinalräume zwischen den 4. bis 7. Zervikalwirbeln erwiesen sich als für die Lipiodolinjektion verwertbar. Die Injektion wurde am besten bei sitzender Körperhaltung und leicht gebeugtem Kopfe ausgeführt. Das Instrument, das Sicard zum Einstich benützte, ist eine mit einer 2 cm^3-Spritze armierte Punktionsnadel. Die Vornahme einer Lumbalpunktion vor der Lipiodolinjektion soll vermieden werden. Meningismus als Folgeerscheinung soll niemals vorkommen, denn „la membrane atloidienne reste puissamment soutenue par la sangle musculaire de la nuque". Das Lipiodol wirke im Lumbalraum durchaus nicht als Fremdkörper, die Resorption erfolge sehr langsam und bei einzelnen Kranken waren noch nach zwei Jahren Lipiodolspuren vorhanden. Als unbedingt zu beobachtende Vorsichtsmaßregeln empfahl Sicard Vermeiden von Luftblasen, da sie das Lipiodol leichter machen; nicht mehr als 1 cm^3 Liquor wegzunehmen, um ein Aneinanderlegen der Meningen zu verhindern (an anderer Stelle meint derselbe Autor, man könne vor der Injektion 3 bis 4 cm^3 Liquor ablassen); nicht gleich die Punktionsnadel zurückzuziehen, was zum Festkleben des Lipiodols an den Meningen führen könne; nach der Injektion Beklopfen der Wirbel an der Injektionsstelle und passive Kopfbewegungen, um das Hinabgleiten des Liquors zu befördern. Vornahme der Röntgenuntersuchung im unmittelbaren Anschluß an die Injektion. In der Sitzung der Soc. de neurol. vom 8. November 1923 konnte Sicard bereits über 150 mit Lipiodol untersuchte Kranke berichten. „Dans tous les cas où l'arrête lipiodolé s'est produit, la contrôle opérative, l'évolution de la maladie ou la nécropsie ont donné raison au radio-diagnostic." Insbesondere soll die Methode schon zu Beginn der Kompression, wenn die klinischen Symptome noch minimal sind, ihr Vorhandensein zu erkennen ermöglichen. In zwei Fällen wurden Meningealzysten durch Lipiodolprobe aufgedeckt und auch eine später vorgenommene Operation verifiziert. Als Beweis dafür, daß die Methode genauere Resultate liefere als die Sensibilitätsprüfung, wurde in der erwähnten Sitzung von Souques, Blamoutier und Massari ein Fall von Meningitis hypertrophic. cervico-dorsal. erwähnt, in dem eine anfängliche Anhaltung des Lipiodols in C_7 zwei Monate später, nach antiluetischer Behandlung und unter Besserung der klinischen Erscheinungen in D_2 konstatiert wurde, indes die Sensibilitätsprüfung immer noch D_4 als obere Grenze des raumbehindernden Prozesses anzeigte.

Beobachtungen zustimmenden Inhaltes kamen zunächst von französischer Seite[1]), bald darauf auch aus England — (Sargent, British Med. Journal Nr. 3266, S. 174, ref. Zentralblatt f. die ges. Neurol. u. Psych. 34, 1924), der je einen intra- und einen extraduralen Tumor unter Benützung der Sicardschen Methode operierte und auch auf die Möglichkeit, die untere Grenze der Blockierung durch eine lumbale Injektion und Röntgenaufnahme mit gesenktem Kopfe zu bestimmen, hinwies, eine Methode, die von Sicard selbst bereits erwähnt, aber nicht empfohlen wurde — aus Amerika (Ayer und Mixter, Russel zitiert bei Peiper und Klose) und Italien (Bianchini). In Deutschland war für die Einführung der Zisternenpunktion als der technischen Grundlage der Sicardschen Methode besonders Eskuchen tätig, dessen Versuche nicht nur für eine sichere Methodik der Zisternenpunktion, sondern auch

---

[1]) Eine französische Beobachtung jüngeren Datums von Souques und Blamoutier betrifft einen autoptisch verifizierten, durch die Lipiodolprobe genau angezeigten Fall eines Fibroglioms der Arachnoidea des Dorsalmarks; in einem weiteren Falle von Guillain, Alajouanine, Mathieu und Bertrand gelang es bei einem Peritheliom der Kauda genau den Sitz der Geschwulst zu bestimmen (Injektion zwischen D_{12} und L_1).

für die Physiologie, den Chemismus und die Druckverhältnisse des Liquor sehr wertvoll sind. Während aber bei Eskuchen die Anwendung der Zisternenpunktion zur Lipiodolinjektion noch nicht zur Sprache kommt, findet sich bei Wartenberg bereits ein Hinweis auf die Unentbehrlichkeit der Zisternen-, respektive Subokzipitalpunktion für die Sicardsche Probe. Die erste ausführlichere deutsche Arbeit über die Sicardsche Methode ist die erwähnte von Peiper und Klose, die ein von Merck hergestelltes, 20 bis 40%iges Jodipin zur Injektion verwendeten. Sie injizierten prinzipiell weit oberhalb des Tumors, nur bei tietsitzenden Kaudatumoren zwischen dem 12. Brust- und 1. Lendenwirbel. Wichtig ist die von den Autoren gemachte Feststellung, daß nur dauernde Arretierungen zum Nachweis einer Kompression verwendbar sind. Was die Schnelligkeit der Passage des eingespritzten Lipiodols anlangt, so soll sich unter normalen Verhältnissen das Lipiodol spätestens in drei Tagen im Duralendsack befinden. Aus diesem Grunde empfehlen die Autoren, nur oberhalb des Tumors zu injizieren, da sonst die Trendelenburgsche Schräglage zwei bis drei Tage lang vom Patienten beibehalten werden müßte. Die differentialdiagnostische Abgrenzung zwischen Adhäsionen und Tumoren halten die Ärzte derzeit noch nicht für möglich, glauben aber in der Auswertung der unteren Jodipin-Silhouette einen Weg zu sehen, differentialdiagnostische Aufschlüsse zu erlangen. Die Beobachtung der unteren Konturlinie des Jodipins scheint den Autoren auch für die Diagnose tiefsitzender Kaudatumoren ausschlaggebender zu sein als die Beobachtung der Höhe der Duralsackfigur, deren röntgenographische Darstellung infolge von Verprojizierung von den anatomischen Verhältnissen abweiche. Alles in allem halten Peiper und Klose bei richtiger Technik ein positives Sicardsches Zeichen als für Tumor, Kompression oder Adhäsion so gut wie beweisend, ein negatives erwies sich in zahlreichen Fällen als ein Zeichen, daß eine Kompression nicht vorhanden war. Interessant sind auch die tierexperimentellen Versuche der Autoren, die der Untersuchung der Folgeerscheinungen der Jodipininjektion galten; sie ergaben, daß von Kaninchen etwa $1/_{10}$ bis $1/_{20}$ cm^3 Jodipin reizlos vertragen wird, während größere Mengen Veränderungen der Ganglienzellen und Veränderungen um den Zentralkanal verursachten. Als obere Grenze der von Menschen ohne Markschädigung vertragenen Jodipinmenge werden von den Autoren 2 cm^3 20%ige Jodipinlösung angegeben. In der Tschechoslowakei wiesen (in der Sitzung des Vereines deutscher Ärzte in Prag vom 13. Juni 1924) Herrmann, Reiser auf die Unerläßlichkeit der Sicardschen Methode zur Bestimmung der oberen Grenze der Rückenmarkstumoren hin, erwähnen aber auch gewisse, bisweilen nach der Injektion auftretende und durch eine reaktive Entzündung bedingte Beschwerden. So erzeugte die Methode in einem Falle von Verdacht auf Verschluß des Spinalraumes durch Meningomyelitis chron. luetica eine vorübergehende starke Verschlimmerung mit Temperaturerhöhung und hochgradiger Zellvermehrung (siehe auch Pfisters Bericht — M. m. W. 1924, Nr. 19, S. 603, — über einen Fall, wo nach Lipiodolinjektion plötzlich livide Verfärbung und Atemstörungen eintraten, die nach vier Tagen zurückgingen), doch schätzt Herrmann die Gefahren der Subokzipitalpunktion und ihre Nachwirkungen nicht höher ein als bei der Lumbalpunktion.

Von den in dieser Arbeit veröffentlichten, autoptisch verifizierten Fällen wurden sechs auf unsere Indikation hin der Lipiodolprobe unterzogen. Die Injektionen wurden jedesmal in einem Akt vorgenommen. Schädliche Nachwirkungen der Injektionen sind nicht zur Beobachtung gekommen. Im Falle 4 — operiertes psammöses

Endotheliom des oberen Dorsalmarkes, Rezidiv im unteren Halsmark —
zeigte sich unmittelbar nach der Injektion das Hauptdepot zwischen
dem 7. Halswirbel und 1. Brustwirbel. Zwei Tage später fanden sich
dort sowie in D_7 nur geringe Reste, das Hauptdepot lag bereits in der
Höhe des 1. Sakralwirbels. Die bald nach der Injektion festgestellte
Anhaltung entsprach unzweifelhaft dem Tumorsitze, der Tumor bildete
aber nur ein temporäres Passagehindernis, das nach zwei Tagen im
wesentlichen überwunden war, was wir auf den auch durch das
Resultat der Lumbalpunktion (inkompletter Queckenstedt) beglau-
bigten Umstand zurückführen müssen, daß der Tumor den Spinalraum
nicht ganz ausfüllte. Die in der Höhe des 7. Halswirbels gefundenen
Lipiodolreste wird man wohl mit von der ersten Operation herrührenden
meningealen Verwachsungen in Zusammenhang bringen dürfen. Wir
finden demnach im Falle 4 durch die Lage des Hauptdepots nach der
Injektion den Sitz des Tumors dargestellt, was hier insbesondere wegen
der auf Grund der neurologischen Untersuchung zu tiefen Lokalisation
des Tumors von großem Werte war. Da sich zwei Tage später das
Lipiodol bereits im Duralendsack befand, wird man die Durchleuch-
tungen in kürzeren Intervallen zu wiederholen haben, um aus der
Dauer der Anhaltung an einem Ort einen Anhaltspunkt für die Wegsamkeit des Spinalraumes zu gewinnen (die Methode wird an der Klinik
Eiselsberg bereits seit längerer Zeit geübt). Im Falle 9 blieb das
Depot gleich nach der Injektion in der Höhe C_7 liegen, also am Orte,
an dem später der Tumor gefunden wurde, und veränderte während
der durch fünf Tage geübten Röntgenkontrolle nicht seine Lage. Auch
im Falle 10 — Neurofibrom in der Höhe C_1 bis C_3 — wurde die Lipiodolprobe zur Festigung der klinischen Diagnose mit Erfolg herangezogen.
Hier lag das Hauptdepot kurz nach der Injektion in der Höhe zwischen
Atlas und Okziput, nach 24 Stunden noch immer in gleicher Höhe (nur
einzelne kleine Tropfen fanden sich verteilt über den Rückenmarkskanal im Bereiche der Hals- und oberen Brustwirbelsäule). In diesem
Falle war der positive und eindeutige Ausfall der Sicardschen Probe
um so wichtiger, als die Sensibilitätsstörung, wenn sie auch in ihrer
oberen Grenze dem Segmentbereich des Tumors entsprach, doch nur
wenig ausgesprochen war, durch ihren dissoziativen Charakter differentialdiagnostisch Schwierigkeiten bereitete, und weil die Liquoruntersuchung keine typischen Zeichen einer Blockierung ergab.

Im Falle 18 (Kaudaneurinom unterhalb des 2. Lendenwirbels)
fand sich das Lipiodol-Hauptdepot nach überaus langsamer Wanderung
zehn Tage nach der Injektion in der Höhe des 11. Brustwirbels, als
recht weit oberhalb des oberen Tumorpoles fixiert. Die Gründe für
das Versagen der Methode in diesem Falle anzugeben, sind wir nicht
in der Lage. Eine Verprojizierung kommt nicht in Frage, da das Lipiodol

bei der Operation an der röntgenologisch angezeigten Stelle gefunden
wurde. Örtliche Verwachsungen, die das Hinabgleiten des Lipiodols
behindern konnten, hätten bei der Obduktion auffallen müssen, das Präparat zeigte aber keine darauf beziehbaren Veränderungen. Bleibt nur
die Möglichkeit, daß in den örtlichen anatomischen Verhältnissen (Verlegung des Raumes durch nach abwärts ziehende Wurzeln) des Kauda-
gebietes manchmal ein Grund für die vorzeitige Anhaltung des Lipiodols
gegeben sein könnte. Möglicherweise — einschlägige Versuche stehen
uns noch nicht zu Gebote — wird sich für das Kaudagebiet überhaupt
die Lipiodolinjektion im Bereiche der Lendenwirbel als die Methode
der Wahl herausstellen. Im Falle 21, der Pachymeningitis, war, wie
bereits erwähnt, die Vornahme der Lipiodolprobe wegen des rasch
fortschreitenden Verfalles des Kranken unterlassen worden. Die post
mortem von Prof. Denk an der in sitzender Position befindlichen
Leiche subokzipital vorgenommene Lipiodolinjektion ließ im Röntgenbild (Aufnahme Assistent Dr. Maier) ein über haselnußgroßes Depot
ziemlich knapp unter der Einstichstelle und einzelne verstreute kleinere
Depots im zervikalen Liquorraume erkennen. Kaudalwärts vom Bereiche der Halswirbelsäule ließen sich röntgenologisch keine Lipiodoldepots mehr nachweisen. Die Anhäufung des Lipiodols an der oberen
Grenze des Halswirbelraumes ermöglichte also über die Leistung der
klinischen Untersuchung hinaus die Verlegung der oberen Grenze des
raumbehindernden Agens in diese Höhe, wie andrerseits das Vorhandensein verstreuter kleiner Lipiodoldepots im Halswirbelraum einen
Hinweis darauf zu geben schien, daß der Abschluß kein vollständiger
war. Wie die Nekropsie ergab, war die Anhaltung des Lipiodols durch
die an der oberen Grenze der Halswirbelsäule beginnende pachymening-
itische Schwiele bedingt. Wenn auch im vorliegenden Falle wegen des
charakteristischen Ausfalles der Liquoruntersuchung die Diagnose eines
raumbehindernden Prozesses kaum einem Zweifel unterlag, so brachte die
Sicardsche Probe doch einwandfrei die obere Grenze zur Darstellung,
deren klinische Feststellung wegen der wechselnden und unscharfen
Sensibilitätsstörung nicht möglich war, was in diesem Falle unzweifelhaft die Indikationsstellung für die Laminektomie verzögert hat. Freilich
wäre sie kaum von Erfolg gewesen! Anschließend sei auch noch ein
durch Obduktion verifizierter, an unserer Klinik behandelter Fall einer
Karies der Wirbelsäule mit einer völligen Destruktion des 3. und
4. Dorsalwirbelkörpers erwähnt, der klinisch die Zeichen einer Querläsion in der Höhe D_6 bis D_7 bot (Lumbalpunktionsbefund: Kompressionssyndrom mit positivem Queckenstedt) und bei dem die
Lipiodolprobe das Hauptdepot gerade an der Stelle der Wirbelkom-
pression sehen ließ. Wie im letzterwähnten Falle, so erwies sich demnach auch bei unseren drei Zervikaltumoren und der zervikodorsalen

Pachymeningitis die Sicardsche Probe als ein in seiner Genauigkeit unübertrefflicher Wegweiser für die Höhenlokalisation. Im Falle 4 war nach anfänglicher Anhaltung am Orte des den Spinalraum nicht völlig abschließenden Tumors das Lipiodol nach drei Tagen doch an diesem vorbei in den Duralendsack gelangt. Im Fall 18, in dem das Lipiodol aus einem nicht geklärten Grunde in der Höhe des 11. Brustwirbels, also oberhalb des Tumors stecken blieb, bedurfte es 11 Tage, bis das Lipiodol seine Wanderung dahin vollzogen hatte. Dies ist der einzige Fall, wo die Lipiodolprobe den Sitz des Tumors nicht genau anzeigte. Ob die Ursache in besonderen anatomischen Verhältnissen im vorliegenden Falle (Enge des Lumbalraumes?) oder in anderen uns unbekannten Momenten liegt, können wir nicht entscheiden. Gleicherweise ist es nicht zu entscheiden, warum in diesem Falle der Weg des Lipiodols von der Einstichstelle bis zum Duralendsack so lange Zeit erforderte. Möglicherweise handelte es sich doch um meningeale Verklebungen, die bei der Obduktion der Aufmerksamkeit entgangen waren. Die letzterwähnten zwei Fälle lehren jedenfalls, daß die Röntgenkontrolle nach der Injektion in kurzen Intervallen wiederholt und durch längere Zeit fortgesetzt werden muß. Wie lange sie fortgesetzt werden soll, können natürlich nur zahlreiche Versuche ergeben, die auch Klarheit darüber schaffen müssen, ob wirklich, wie Sicard meint, seine Methode imstande ist, verschiedene pathologische Prozesse, die eine Raumbehinderung im Spinalraum erzeugen können, differentialdiagnostisch zu sichten[1]) und eine Kompression gleich bei ihrem Beginn anzuzeigen. Die in der Arbeit von Peiper und Klose enthaltenen Angaben sind in dieser Hinsicht sehr aussichtsvoll. Einer Prüfung an einem großen Material wird um so eher das Wort zu reden sein, als in keinem der hier mitgeteilten Fälle eine schlechte Nachwirkung der Lipiodolinjektion zu konstatieren war und auch die in der Literatur erwähnten Nachwirkungen so geringfügiger Natur waren, daß sie gegenüber den Vorteilen der Methode nicht ins Gewicht fallen können. Im Zusammenhalt mit dem Ergebnis der Lumbalpunktion, die in allen erwähnten Fällen Zeichen eines spinalen Blockes ergab, wird die Sicardsche Methode, wenn ihr Resultat mit dem Ergebnis der klinischen Untersuchung zusammenfällt, die Wahrscheinlichkeitsdiagnose eines spinalen Tumors fast zu einer sicheren gestalten, wenn aber das Hauptdepot eine beträchtliche Höhendifferenz mit der klinisch festgestellten oberen Polgrenze erkennen läßt, zumindest zu einer genauen Revision des klinischen Befundes Anlaß geben. Daß der negative Ausfall der Probe einen raumbehindernden Prozeß völlig ausschließen läßt, ist von ihr ebensowenig zu erwarten, als vom Queckenstedtschen Versuch; dem

---

[1]) Auch Prof. Denk schließt sich in seiner Demonstration vom 26. Juni 1925 auf Grund seiner Versuche der Meinung Sicards an.

positiven wird, wenn es gelingt, technische Fehler zu vermeiden, was bei der Einfachheit des Verfahrens nicht allzu schwierig sein dürfte, für die Diagnose eines raumbehindernden Prozesses größere Bedeutung zukommen[1]).

Zum Schlusse möchten wir in diesem Zusammenhange noch einen an der hiesigen Nervenklinik beobachteten, derzeit im städtischen Siechenhause in Lainz befindlichen Fall erwähnen, bei dem eine autoptische Verifizierung vorderhand zwar nicht vorhanden ist, bei dem aber der eindeutige Ausfall der Lipiodolprobe die Zweifel, die die klinische Untersuchung übrig ließ, so gut wie zu beseitigen scheint.

Es handelt sich um einen 49jährigen, tuberkuloseverdächtigen Mann, der im Jahre 1923 an Schmerzen beider Schultern, von 1924 angefangen an Schwäche des rechten Beines und an „totem" Gefühl der linken Bauchhälfte litt und bei dem anläßlich der Aufnahme auf die Nervenklinik (am 14. März 1924) stechende und insbesondere bei expressorischen Akten bis in die Ellbogen ausstrahlende Schmerzen der linken Schulter bestanden. Der objektive neurologische Befund ergab eine mäßige Steifigkeit der Halswirbelsäule, leichte Atrophie und fibrilläre Zuckungen der Spatia interossea, des Thenar und der Extensoren beider Unterarme, leichte Schwäche der Adduktion und Beugung der Finger, B. D. R. bis auf den linken mittleren fehlend. Spastische Parese beider unteren Extremitäten, rechts mehr ausgesprochen als links, die im Laufe der folgenden Wochen bis zur völligen Gehunfähigkeit zunahm. Störung der Oberflächensensibilität für alle Qualitäten — die taktile am wenigsten betroffen — mit ständig wechselnder oberer Grenze und Intensität; Röntgenbefund negativ. Liquorbefund: die dreimal wiederholte Lumbalpunktion ergab immer nur minimal wirksame Kompression, jähen Abfall des Druckes nach Entnahme relativ geringer Liquormengen, Eiweißvermehrung, normale, respektive etwas vermehrte Zellzahl, erst bei der dritten Punktion leicht xanthochromen Liquor. Subkutane Injektion von $^1/_2$ *mg* Tuberkulin erzeugte einen jähen Temperaturanstieg bis 40,1 Grad.

Diagnostisches: Die Diagnose eines raumbehindernden Prozesses wurde durch den klinischen und Liquorbefund so ziemlich sicher gestellt, nur die Höhenlokalisation und pathologisch-anatomische Beschaffenheit des Prozesses machte Schwierigkeiten. Zwar deutete das sensorische und motorische Befallensein der oberen Extremitäten auf eine primäre Läsion des unteren Zervikalmarkes hin, aber die sprung-

---

[1]) Die neuesten Mitteilungen Sicards über das „Lipiodol aszendant" (Soc. de Neurolog. Paris, 8. Jänner 1925), das infolge geringeren spezifischen Gewichtes die Untersuchung durch lumbale Injektion ermöglicht, fielen schon in die Zeit nach Abschluß dieser Arbeit.

hafte, ihre Grenzen wechselnde Sensibilitätsstörung und deren relative geringe Ausprägung stellten sowohl Lokalisation, als die Art des komprimierenden Prozesses in Frage. Der starke Verdacht auf Tuberkulose, die langsame, aber deutliche Progredienz der Lähmungserscheinungen, ferner die schließlich aszendierend in der Höhe D_2 angelangte obere Grenze der Sensibilitätsstörung ließ uns an eine tuberkulöse, wahrscheinlich extramedulläre Neubildung des unteren Halsmarkes denken, aber die durchaus nicht kompakte, in ihrer Intensität und oberen Grenze ständig schwankende Sensibilitätsstörung von etwas dissoziiertem Charakter doch eher eine (tuberkulöse) Pachymeningitis annehmen. Die wenn auch leichten dissoziativen Erscheinungen konnten auf eine bei Pachymeningitis manchmal vorkommende zentrale Höhlenbildung zu beziehen sein. Die zur Verifizierung der angenommenen Höhe der Raumbehinderung am 15. Mai auf der Klinik Eiselsberg vorgenommene Lipiodolinjektion zeigte sowohl knapp nach der Injektion, als auch in den nächsten Tagen das gleiche Resultat, nämlich ein Hauptdepot in der Höhe des 2. und 3. Halswirbels, von dem rechts und links zarte Ausläufer bis zur Höhe des 5. Halswirbels gingen. Durch dieses Resultat konnten wir auf Grund unserer früheren Erfahrungen mit der Lipiodolprobe die Höhenlokalisation des Prozesses trotz des im Stiche lassenden Sensibilitätsbefundes als nahezu verifiziert ansehen. Da Patient eine Probelaminektomie verweigerte, wurden Röntgenbestrahlungen der Wirbelsäule vorgenommen, nach denen die Schmerzen der Schulter und des linken Armes etwas nachließen. Am 11. Juli 1924 wurde der Patient auf die Nervenabteilung des städtischen Siechenhauses nach Lainz transferiert. Laut einem Befund des Leiters dieser Abteilung, Professor Pappenheim, vom 6. November sind die quälenden Schmerzen der linken Schulter verschwunden und hat eine bedeutende Besserung der Fingerbeweglichkeit, links mehr als rechts, stattgefunden. Starke Spasmen der unteren Extremitäten sind noch vorhanden, ferner ein synchron mit den Spasmen auftretendes Gefühl des Zusammenpressens in der Brust. Die Oberflächensensibilität zeigte sich wie früher unscharf und wechselnd, zwischen den Mamillen und dem Nabel begrenzt. Einen interessanten Befund ergab eine am 27. November vorgenommene Lumbalpunktion: Die Halsvenenkompression, mehrmals unterbrochen und durch einen längeren Zeitraum beobachtet, erzeugte nämlich einen sehr langsamen Anstieg des Druckes, der nach Nachlassen der Kompression noch anstieg, um dann trotz gewisser Schwankungen auf ziemlicher Höhe zu bleiben. Die Einblasung von 6 cm^3 Luft in den Spinalraum erzeugte einen vorübergehenden Schmerz in der Höhe D_{11}, links neben der Wirbelsäule, der wohl mit größter Wahrscheinlichkeit auf eine durch die vorbeistreichende Luft gezerrte, mit einer hinteren Wurzel zusammenhängende Verwachsung zu erklären ist. Ungeklärt bleibt es, warum nach Aufhören der Halskompression der Liquor im Steigrohr noch höher stieg und warum es nicht, wie gewöhnlich, zu einem Absinken kam. Wir erinnern uns nicht an einen ähnlichen Fall, und auch Prof. Pappenheim hat selbst nie etwas Ähnliches beobachtet. So interessant auch eine Erklärung dafür wäre, jedenfalls ist schon der verlangsamte Anstieg ein sicheres Zeichen der Blockierung des Spinalraumes, die durch den geschilderten charakteristischen Lipiodolbefund auch in bezug auf ihre Höhe gesichert erscheint. Wir glauben auch, daß die hoffentlich bald zu gewärtigende diagnostische Klärung des Falles dem Sicardschen Verfahren, einem sicher bedeutenden Schritt nach vorwärts in der Diagnostik der Rückenmarkstumoren, recht geben wird.

Zum Schlusse erlaube ich mir, Herrn Hofrat Prof. Dr. Wagner-Jauregg und Herrn Hofrat Prof. Dr. Eiselsberg für die Überlassung der Krankengeschichten, Herrn Hofrat Prof. Dr. Ernst Sträußler für die Durchsicht der histologischen Präparate meinen besten Dank zu sagen.

Literaturverzeichnis

Abrahamson and Grossmann, Tumors of the upper cervical cord. Journ. of nerv. a. ment. dis. 57, No. 4, p. 342, 1923. Zentralbl. f. d. ges. Neurol. u. Psychiatrie 33, Ref., 1923.

Antona, Sul ramolimento trombot. del. mid. spin. Riv. di pat. nerv. e ment. 38, p. 401, 1924. Zentralbl. f. d. ges. Neurol. u. Psychiatrie 37, Ref., H. 7, p. 449, 1924.

Antoni, Über Rückenmarkstumoren und Neurofibrome, München: J. F. Bergmann, 1920.

Aschoff, Path. Anatomie, II., 4. Aufl., p. 454. Jena: G. Fischer 1919.

Auerbach, Die Differentialdiagnose zwischen Tumor im Bereiche des Rückenmarks, Mening. seros. circumscripta und Karies der Wirbelsäule. Zentralbl. f. d. ges. Neurol. u. Psychiatrie 39, p. 777, 1920. Wanderversammlung der sw. d. N. am 12. und 13. Juni 1920.

— Neurologisches und Chirurgisches zur Neurochirurgie. 12. Jahresvers. d. Nervenärzte, 1922, Sitzungsber., p. 415.

Babinski, Réflexes de Défense. Brain. Part 2, Vol. 45, p. 149, 1922.

Babinski und Jarkowski (1) Über die Möglichkeit, durch bestimmte Reflexstörungen die topographische Höhe der Läsion bei spinalen Paraplegien festzustellen. Zentralbl. f. d. ges. Neurol. u. Psychiatrie 29, p. 952, 1910. (Soc. de neurol., 12. Mai 1910.)

— (2) Sur le diagnostic des compressions spinales. Rev. neur., Jg. 30, Nr. 6, p. 670, 1923. Zentralbl. f. d. ges. Neurol. u. Psychiatrie 36, Ref., H. 1/2.

Berkmann, Beitrag zum Studium der Rückenmarkstumoren. Acta med. scand. 60, H. 1, p. 88, 1924. Zentralbl. f. d. ges. Neurol. u. Psychiatrie 37, Ref., H. 3, 1924.

Bergmann, Ein Beitrag zur Klinik und zur operativen Behandlung der Rückenmarksgeschwülste. Dtsch. Zeitschr. f. Nervenheilk. 31, p. 68, 1906.

Bianchini, La radiodiagnostica rachid. alla Sicard. Rad. med. 11, Nr. 4, p. 235, 1924. Zentralbl. f. d. ges. Neurol. u. Psychiatrie 38, Ref., H. 1/2, p. 56, 1924.

Bikeles und Gerstmann, Über die vermehrte Schweißabsonderung auf der gelähmten Seite (nach Pilokarpininjektion) bei kortikalen Läsionen. Zentralblatt f. d. ges. Neurol. u. Psychiatrie 34, Nr. 20, p. 770, 1915.

Bingel (1) Enzephalographie, eine Methode zur röntgenographischen Darstellung des Gehirns. Fortschr. a. d. Geb. d. Röntgenstr. 28, p. 205, 1921/22.

— (2) Intralumbale Lufteinblasung zur Höhendiagnose intraduraler extramedullärer Prozesse usw. Dtsch. Zeitschr. f. Nervenheilk. 72, p. 359, 1921.

Boettiger, Über weitere Erfahrungen zum Kapitel: Diagnose der Rückenmarkstumoren. Zentralbl. f. d. ges. Neurol. u. Psychiatrie 32, p. 1068, 1913, Diskussion zum Vortr. Nonnes, Ärztl. Ver. Hamburg. Sitz. v. 24. April 1913.

Bonhöffer, Über meningiale Scheinzysten am Rückenmark. Klin. Wochenschr., Jg. 52, Nr. 39, p. 1015, 1915.

Brösamlen, Echinokokkus der Lendenwirbelsäule mit Läsion der Cauda equina. Münch. med. Wochenschr. 65, p. 1400, 1918.

Cassirer, Diagnostische und therapeutische Irrtümer und deren Verhütung. H. 11. Leipzig: Georg Thieme, 1920.

Choroschko, Sekundäre Degenerationen in aufsteigender Richtung bei Rückenmarksverletzungen. Monatsschr. f. Psychiatrie u. Neurol., H. 6, p. 534, 1909, Zentralbl. f. d. ges. Neurol. u. Psychiatrie 29, Ref. 1910.

Coenen, Contributo clinico alla conoscenza delle lesi oui del cono mid. e della coda equin. Ann. di neurol. Jg. 40, H. 2/3, p. 146, 1923. Zentralbl. f. d. ges. Neurol. u. Psychiatrie 38, H. 5/6, Ref. 1924.

Creutzfeld, Erkrankungen des Conus terminalis und der Cauda. Kraus-Brugsch Handbuch, X., II. T., p. 239.

Cushing und Ayer, Xanthochromie und Globulinvermehrung bei Caudatumoren. Arch. of neurol. a. psychiatry, B. X, Nr. 2, p. 167, 1923.

Dattner und Müller, Ein unter dem Bilde der multiplen Sklerose verlaufender intramedullärer Tumor spinalis. Zentralbl. f. d. ges. Neurol. u. Psychiatrie 71, p. 234, 1921.

Denk (1) Über das Sicardsche Verfahren. Wien. klin. Wochenschr., Nr. 27, p. 680, 1924, Sitz. d. Ges. d. Ärzte v. 20. Juni 1924.

— (2) Demonstration von Röntgenbildern nach subokzip. Lipiodolinjektion. Wien. klin. Wochenschr., Nr. 27, p. 768, 1925, Sitz. d. Ges. d. Ärzte v. 26. Juni 1925.

De Sanctis, Klinischer Beitrag zum Studium der Rückenmarksgeschwülste und des Froinschen Syndroms im Liquor. Dtsch. Zeitschr. f. Nervenheilk. 76, H. 1/4, p. 183, 1923.

Dieden, Klinische und experimentelle Studien über die Innervation der Schweißdrüsen. Dtsch. Arch. f. klin. Med. 117, p. 180. 1915, Zentralbl. f. d. ges. Neurol. u. Psychiatrie 12, Ref. 1916.

Eiselsberg und Marburg, Zur Frage der Operabilität intramedullärer Rückenmarkstumoren. Arch. f. Psychiatrie u. Nervenkrankh. 59, p. 453, 1918.

Eiselsberg und Ranzi, Über die chirurgische Behandlung der Hirn- und Rückenmarkstumoren. Arch. f. klin. Chir. 102. H. 2, p. 309, 1913.

Elsberg (1) The false localizing signs of spinal cord tumor. Arch. of neurol. a. psychiatry 5, 1, p. 64, 1920.

— (2) The early symptoms and the diagnosis of tumors of the spinal cord etc. Americ. journ. of the med. sciences 165, Nr. 5, p. 719, 1923, Zentralbl. f. Neurol. u. Psychiatrie 35, Ref., H. 1/2, 1924.

— (3) The diagnosis and surgical treatment of tumors in front of the spinal cord. Surg. gynecol. a. obstr. 35, Nr. 6, p. 670, 1921. Zentralbl. f. d. ges. Neurol. u. Psychiatrie 28, Ref., p. 208, 1922.

— (4) Sensory disturbances in tumors of the spinal cord and membranes and their diagnostic significance. Journ. of mental Diseases 57, Nr. 5, p. 494, New York Neur. soc. 2. I. 1923, Zentralbl. f. d. ges. Neurol. u. Psychiatrie 34, Ref. 1924.

Elsberg and Stooky (1) The mechanical effects of tumors of the spinal cord, their influence on symptomatology and diagnosis. Arch. of neurol. a. psychiatry 8, Nr. 5, p. 502, 1922. Zentralbl. f. d. ges. Neurol. u. Psychiatrie 32, Ref. 1923.

— (2) The mechanical effects of tumors of the spinal cord etc. Transact. of the Am. neurol. association, p. 19, 1922. Zentralbl. f. d. ges. Neurol. u. Psychiatrie 35, Ref., H. 3/4, 1924.

Eskuchen (1) Die Punktion der Cisterna cerebollo-medullaris. Klin. Wochenschrift, 2. Jg., Nr. 40, p. 1830, 1923.

— (2) Die Diagnose des spinalen Subarachnoidalblocks. Klin. Wochenschr., 3. Jg., Nr. 41, p. 1851, 1924.

Fabritius, Zur Differentialdiagnose der intra- und extramedullären Erkrankungen des Rückenmarks. Monatsschr. f. Psychiatrie u. Neurol. 31, p. 16, 1912.

Fahr, Kasuistische Beiträge zu den Tumoren im untersten Rückenmarksabschnitt. Inaug.-Diss. Erlangen, 1918.

Fickler, Studien zur Pathologie und pathologischen Anatomie der Rückenmarkskompression bei Wirbelkaries. Aug. Pries, Leipzig, 1899.

Filimonoff, Zur Lehre über die Verteilung der Schweißabsonderung usw. Zentralbl. f. d. ges. Neurol. u. Psychiatrie 86, H. 1/2, p. 182, 1923. Zentralbl. f. d. ges. Neurol. u. Psychiatrie 36, Ref., H. 14, 1924.

Fischer G., Zur Differentialdiagnose beginnender Spinalerkrankungen. Inaug. Diss. München, 1915.

Fischer O. (1) Klinische und anatomische Beiträge zur Frage nach den Ursachen und der Bedeutung der zerebrospinalen Pleozytose usw. Jahrb. d. Psychiatrie u. Neurol. 27, H. 3, p. 313, 1906.

— (2) Beiträge zur Pathologie und Therapie der Rückenmarkstumoren. Zentralbl. f. d. ges. Neurol. u. Psychiatrie 76, H. 1/2, p. 89, 1922.

— (3) Topische Diagnostik des Rückenmarks, SA. der spez. Path. und Ther. innerer Krankh., hg. v. Kraus-Brugsch, p. 731, 1924.

— (4) Beitrag zur Klinik und Pathologie der zystischen Meningitis des Rückenmarks. Zentralbl. f. d. ges. Neurol. u. Psychiatrie 88, H. 1/3, p. 77, 1924.

Flatau, Wirbel- und Rückenmarksgeschwülste. Handb. d. Neur., II., Spez. Neurol., I., p. 616. Springer, Berlin, 1911.

Flatau und Sawicki, Du traitement combiné des tumeurs malignes verté-
brales et médullaires. Lyon chir., 21, p. 1. Zentralbl. f. d. ges. Neurol. u.
Psychiatrie 37, Ref., 1924.

Fleck, Zur Differentialdiagnose der extra- und intramedullären Rückenmarkstumoren. Zentralbl. f. d. ges. Neurol. u. Psychiatrie 76, H. 3, p. 322, 1922.

Förster (1) Demonstration eines Patienten mit operiertem Rückenmarkstumor.
Zentralbl. f. d. ges. Neurol. u. Psychiatrie 32, Ref., p. 1202. (Berl. Ges.
f. Neurol. u. Psychiatrie, 14. Juli 1913.)

— (2) Zur Kenntnis der spinalen Segmentinnervation der Muskeln. Zentralbl.
f. d. ges. Neurol. u. Psychiatrie 32, p. 1202, 1913.

— (3) Ein Fall von intramedullärem Tumor usw. Klin. Wochenschr., 54. Jg.,
p. 338, 1917.

— (4) Zur Diagnostik und Therapie der Rückenmarkstumoren. Zentralbl. f. d.
ges. Neurol. u. Psychiatrie 39, p. 647, 1920. Jahresvers. d. Ges. dtsch.
Nervenärzte, 1920. Sitz. v. 8. Sept. 1920. Verhdlg. d. Ges. dtsch. Nervenärzte, p. 64, 1921.

Frazier and Spiller, An analysis of fourteen consecutive cases of spinal cord
tumors. Arch. of neurol. a. psychiatry 8, Nr. 5, p. 455, 1922.

Fuchs, Ein Fall von extramedullärem Rückenmarkstumor mit stark wechselnder Sensibilitätsstörung. Zentralbl. f. d. ges. Neurol. u. Psychiatrie 39,
p. 625, 1920.

Gamper, Beitrag zur Pathologie und Therapie der Erkrankungen der Cauda
equina. Jahrb. d. Psychiatrie u. Neurol. 40, p. 349, 1920.

Gerstmann (1) Ein Beitrag zur Lehre von den Erkrankungen der Cauda
equina. Wien. klin. Wochenschr., Jg. 28, Nr. 19, p. 496, 1915.

— (2) Über Störungen der Schweißsekretion usw. Jahrb. d. Psychiatrie und
Neurol. 38 (Obersteiner-Festschrift), p. 333, 1917.

— (3) Beiträge zur Pathologie des Rückenmarks. Zentralbl. f. d. ges. Neurol.
u. Psychiatrie 29, H. 2, p. 97, 1915.

Grosz und Pappenheim, Über das Kompressionssyndrom usw. Dtsch. Zeitschrift f. Nervenheilk. 67, H. 5/6, p. 353, 1921.

Grünbaum, Beitrag zur Diagnose der Rückenmarkstumoren. Arch. f. Psychiatrie u. Nervenkrankh. 73, H. 2/4, p. 309, 1925.

Guillain, Alajouanine, Mathieu, Bertrand, Sarcome perithel. de la
queue de cheval avec xantoch. de liqu. ceph.-rach. au-dessus de la tumeur.
Localisation par le lipiodol. Rev. neurol. 1, Nr. 5, p. 513. Soc. de neur.
Paris, 3/4, 1924. Zentralbl. f. d. ges. Neurol. u. Psychiatrie 38, Ref., H. 3/4,
1924.

Hammes, A tumor of the Cauda equina with the Froin syndrome. Arch. of
neurol. and psych. 11, Nr. 1, p. 82, 1924. Zentralbl. f. d. ges. Neurol. u.
Psychiatrie 36, Ref., H. 7/8, 1924.

Henneberg, Atypische Formen der funikulären Myelitis. Klin. Wochenschr.,
Jg. 3, Nr. 22, p. 970, 1924.

Hermann (1) Diagnostische Auflösung eines Rückenmarksfalles nach Lipiodolfüllung mittels Subokzipitalpunktion. Med. Klinik, Jg. 20, Nr. 44, 1924.
Verein der Ärzte in Prag, Sitz. v. 24. Okt. 1924.

— (2) Die Subokzipitalpunktion. Beitrag z. ärztl. Fortbild., Jg. 2, Nr. 18, 1924.

Herrmann und Reiser, Über die Subokzipitalpunktion. Verein dtsch. Ärzte in Prag, Sitz. v. 13. Juni 1924.

Kafka, Zum Kapitel der traumatischen Rückenmarksaffektionen. Jahrb. d. Psychiatrie u. Neurol. 30, H. 2/3, p. 209, 1909.

Karger, Über die Wurzelschmerzen bei intramedullären Neubildungen. In.-Diss. Berlin, 1916.

Karplus (1) Das Verhalten der unteren Sakralsegmente bei zentralen Sensibilitätsstörungen. Zentralbl. f. d. ges. Neurol. u. Psychiatrie 41, p. 290, 1918
— (2) Die Sonderstellung der Genitalhaut bei der Sensibilitätsleitung. Wien. klin. Wochenschr., Jg. 37, Nr. 40, p. 1015, 1924.

Krause, Chirurgie des Gehirns und Rückenmarks. Bd. 2. Wien: Urban & Schwarzenberg, 1911.

Lennep v., Über Rückenmarkstumoren. In.-Diss. Bonn, 1920. Zentralbl. f. Chirurgie 160, Ref., p. 137, 1920.

Léri, Quelques cas de fractures et de luxations du rachis latentes ou presque-latentes. Ann. d. méd. lég., Jg. 3, Nr. 8, p. 465, 1923. Zentralbl. f. d. ges. Neurol. u. Psychiatrie 35, Ref., H. 8, 1923.

Luce, Zur Klinik des extraduralen spinalen Raumes. Dtsch. Zeitschr. f. Nervenheilk. 78. H. 3/6, p. 347, 1923.

Marburg (1) Diagnostik der operablen Rückenmarksgeschwülste. Jahreskurse für ärztl. Fortbildung. Mai 1914.
— (2) Zur differentiellen Diagnose lokalisierter spinaler Prozesse. Mitt. a. d. Grenzgeb. d. Med. u. Chir. 31, p. 46, 1918/19.
— (3) Studien über den sog. Reflexautomatismus des Rückenmarks. Jahrb. d. Psychiatrie u. Neurol. 40, p. 99, 1920.

Maresch, Ein Fall von isolierter Pachymeningitis tuberculosa externa. Wien. med. Wochenschr., Nr. 16, p. 803, 1924. Ges. f. inn. Med. Sitz. v. 20. März 1924.

Marinescu und Draganescu, Cholesteatom des Rückenmarks bei gleichzeitig bestehender Syringomyelie. Spital. Jg. 44, Nr. 2, p. 41, 1924. Zentralbl. f. d. ges. Neurol. u. Psychiatrie 37, Ref., H. 7, 1924.

Marogna, P., Sul. neurofibroma cervic. Pol. soz. chir., Jg. 31, H. 2, p. 93, 1923. Zentralbl. f. d. ges. Neurol. u. Psychiatrie 38, Ref., H. 7, 1924.

Mass Otto, Schnelle Heilung durch Operation nach langdauernder Rückenmarkskompression. Med. Klinik, Jg. 20, Nr. 7, p. 211, 1924.

Mendel und Selberg, Meningomyelitis unter dem Bilde eines Rückenmarkstumors. N. C. 38, p. 584, 1919.

Meyer E., Die Frage der Laminektonie bei Schußverletzungen vom neurologischen Standpunkt. Klin. Wochenschr., Nr. 12, p. 282, 1915.

Mingazzini (1) Über einige Fälle von operierten Wirbel- und Rückenmarkstumoren. Arch. f. Psychiatrie u. Nervenkrankh. 62, p. 121, 1921.
— (2) Ein neuer Beitrag zur örtlichen Diagnostik von Rückenmarkstumoren. 14. Jahresvers. d. Ges. dtsch. Nervenärzte, Verhandlungen, p. 218, 1925.

Müller Armin, Ein Fall von Rückenmarkstumor im oberen Zervikalbereich. Dtsch. Zeitschr. f. Nervenheilk. 71, H. 1/3, p. 183, 1921.

Müller H., Über die Druckverhältnisse des Liquor cerebrospinalis bei Rückenmarkskompression. Wien. med. Wochenschr. Nr. 25, p. 1221, 1919.

Neel, Zwei Fälle von traumatischem Rückenmarksleiden mit merkwürdigem Verlauf usw. Hospitalstidende, Jg. 65, Nr. 18, p. 285, 1922. Zentralbl. f. d. ges. Neurol. u. Psychiatrie 30, Ref., 1922.

Neri V., Importanza dell' esame elletrico dei nerv. sens. per la diagn. precoce di sede delle compr. mid. Boll. d. scienze med. Bologna 1, p. 337, 1923. Zentralbl. f. d. ges. Neurol. u. Psychiatrie 37, Ref., p. 453, 1924.

Nonne (1) Weitere Erfahrungen zum Kapitel der Diagnose von komprimierenden Rückenmarkstumoren. Dtsch. Zeitschr. f. Nervenheilk. 47 u. 48, p. 436, 1913.

— (2) Diskussionsbemerkung zum Vortrage Försters über Diagnostik und Therapie d. Rückenmarkstumoren. 10. Jahresvers. d. Ges. d. Nervenärzte 1920, Verhandlgn. dtsch. Nervenärzte, p. 75, 1921.

— (3) Demonstration zahlreicher Schädelröntgenogramme nach intralumbaler Lufteinblasung nach dem Verfahren von Dandy und Bingel. Zentralbl. f. d. ges. Neurol. u. Psychiatrie 29, Ref., p. 204, 1922. Ärztl. Verein Hamburg, Sitz. v. 11. April 1922.

— (4) Über die Verwertbarkeit der Okzipitalstichmethode für Liquordiagnostik. Klin. Wochenschr. Nr. 11, p. 462, 1924. Ärztl. Verein Hamburg, Sitz. v. 8. Jänn. 1924.

Oppenheim (1) Zur Symptomatologie und Therapie der sich im Umkreis des Rückenmarks entwickelnden Neubildungen. Mitt. a. d. Grenzgeb. d. Med. u. Chir. XV, p. 607, 1906.

— (2) Beiträge zur Diagnostik und Therapie der Geschwülste im Bereich des zentralen Nervensystems. Berlin, 1907.

— (3) Erfolgreiche Geschwulstoperationen am oberen Halsmark. Zentralbl. f. d. ges. Neurol. u. Psychiatrie Nr. 15, p. 982, 1914. Berl. Ges. f. Neurol. u. Psychiatrie. Sitz. v. 13. Juli 1914.

— (4) Lehrbuch der Neurologie, 7. Aufl. Berlin, 1923.

Oppenheim-Borchardt (1) Über zwei Fälle von erfolgreich operierter Rückenmarkshautgeschwulst. Klin. Wochenschr. Nr. 26, p. 864, 1906.

— (2) Beiträge zur chirurgischen Therapie des intramedullären Rückenmarkstumors. Mitt. a. d. Grenzgeb. d. Med. u. Chir. 26, H. 5, p. 811, 1913.

Oppenheim-Krause, Über erfolgreiche Operationen bei Mening. spinal. chron. scrofibr. circumscript. usw. Mitt. a. d. Grenzgeb. d. Med. u. Chir. 27, H. 3, p. 545, 1914.

Pákozdy, Fälle von extramedullärer Rückenmarksgeschwulst. Klin. Wochenschrift, Jg. 9, p. 379, 1923.

Pappenheim, Die Lumbalpunktion, Wien: Rikolaverlag, 1922.

Paulian, Diagnose und Therapie der Rückenmarkstumoren und Rückenmarkskompression. Bull. d. l. soc. méd. des hop. de Paris, Jg. 37, Nr. 20, p. 878, 1921. Zentralbl. f. d. ges. Neurol. u. Psychiatrie 26, Ref., p. 433, 1921.

Peiper und Klose, Über die röntgenographische Darstellbarkeit des Rückenmarks. Klin. Wochenschr., Jg. 3, Nr. 49, p. 2227, 1924.

Petren, Studien über Rückenmarkstumoren. Act. med. Scand, Vol. LX, Fasc. I—VI, p. 595.

Phleps, Beitrag zur Klinik und Diagnostik der Rückenmarkstumoren. Arch. f. Psychiatrie u. Nervenkrankh. 59, p. 1014, 1918.

Pineles, Weiblicher Geschlechtsapparat und Nervensystem (in: Die Erkrankungen d. weibl. Genitales in Beziehung zur internen Medizin. II. Bd., p. 708. Wien: Hölder, 1913.)

Pönitz, Rückenmarkstumoren und metasyphilitische Erkrankungen des Zentralnervensystems. Dtsch. Zeitschr. f. Nervenheilk. 70, H. 4/6, p. 355, 1921.

Purves-Stewart, James et G. Riddoch, Rapport sur les compressions médullaires. Rev. neurol., Jg. 30, Nr. 6, p. 565, 1923. Zentralbl. f. d. ges. Neurol. u. Psychiatrie 35, Ref., 1924.

Raven (1) Weitere Beiträge zur Frage des Kompressionssyndroms. Dtsch. Zeitschr. f. Nervenheilk. 49, p. 36, 1913.

— (2) Über das Auftreten des Kompressionssyndroms im Liquor cerebrospinalis bei Spondylitis tuberculosa. Dtsch. Zeitschr. f. Nervenheilk. 68/69, p. 250, 1921.

Redlich, Über Diagnose und Behandlung der Rückenmarksgeschwülste. Med. Klinik, Jg. 17, Nr. 44/45, p. 1321 und p. 1357, 1917.

Rhein, John H. W., Tum. in the region of the foram. magn. Arch. of neurol. a. psychiatry 11, Nr. 4, p. 432, 1924. Zentralbl. f. d. ges. Neurol. u. Psychiatrie 37, Ref., H. 7, 1924.

Rivarolo Rodolfo und Juan M. Obarrio, Rückenmarksgeschwülste. Arch. latino americ. de ped. 17, Nr. 7, p. 481, 1924. Zentralbl. f. d. ges. Neurol. u. Psychiatrie 38, Ref., H. 3/4, 1924.

Ruhe, Über die nosologische Stellung und Differentialdiagnose der sogenannten Meningitis serosa. Arch. f. Psychiatrie u. Nervenkrankh. 67, p. 459, 1923.

Saad, La réduction méningée consécutive à la ponction lombaire. Ann. des maladies vénér., Jg. 18, Nr. 4, p. 293, 1923. Zentralbl. f. d. ges. Neurol. u. Psychiatrie 35, Ref., H. 1/2, 1924.

Salmon, Il mecanismo dei così detti riflessi di difenza. Cervello, Jg. 2, Nr. 2, p. 65, 1923. Zentralbl. f. d. ges. Neurol. u. Psychiatrie 33, Ref., 1923.

Sargent, Radiographic localization of spinal lesions by Sicard's method. Brit. med. journ. Nr. 3266, p. 174, 1923. Zentralbl. f. d. ges. Neurol. u. Psychiatrie 34, Ref., 1924.

Schlesinger (1) Über erfolgreich operierte Rückenmarkstumoren und über das Kompressionssyndrom im Liquor cerebrospin. Wien. klin. Wochenschr. Nr. 18, p. 463, 1915.

— (2) Zur Klinik und Therapie der Wirbeltumoren und anderer extramedullärer Geschwülste. Wien. med. Wochenschr. Nr. 46/47, p. 2031 und und 2091, 1917.

— (3) Extramedulläre Tumoren mit syringomyelieähnlichem Symptomenkomplex. Wien. med. Wochenschr. Nr. 22, p. 997, 1920. Ges. f. inn. Med. und Kinderheilk. Sitz. v. 16. Dez. 1920.

Schultze, Neubildungen der Rückenmarkshäute und des Rückenmarks. D. Klin., p. 949, 1906.

Schuster, Wirbelgeschwülste, Kraus-Brugsch, Handbuch X, 1. T., p. 629.

Schwarz und Bertels, Über Meningitis carcinomatosa. Dtsch. Zeitschr. f. Nervenheilk. 42, p. 85, 1911.

Serko, Einiges zur Diagnostik der Rückenmarksgeschwülste. Zentralbl. f. d. ges. Neurol. u. Psychiatrie 21, H. 3, p. 262, 1913.

Sgalitzer und Jatrou, Röntgenbefunde bei Tumoren des Rückenmarks. Mitt. a. d. Grenzgeb. d. Med. u. Chir. 35, p. 598, 1922.

Sharpe Normann, The atypical spinal tumor. Am. journ. of the med. science, 167, Nr. 4, p. 542, 1924. Zentralbl. f. d. ges. Neurol. u. Psychiatrie 38, Ref., H. 3/4, 1923.

Sicard, Le Lipiodol ascendant. Rev. neur., XXXIIe année, T. 1, No. 1, p. 77, janvier 1925. Soc. de Neurol. de Paris, Séance du 8 janvier 1925.

Sicard et Laplane, Lipio-diagnostic des adhérences rachidiennes. Presse méd., p. 911, 1923. Sitz.-Ber. der Soc. méd. des hop. vom 26. Okt. 1923.

Sicard et Binet, Lipiodol ascendant. La Presse médicale No. 4, p. 56, 14 janvier 1925. Soc. de Neurol., 4 déc. 1924.

Sicard, Binet et Coste, La Presse méd. No. 11, p. 167, 7 février 1925. Soc. de Neurol., 8 janvier 1925.

Söderbergh, Über einen oberen abdominalen Symptomenkomplex bei einer operierten Rückenmarksgeschwulst. Dtsch. Zeitschr. f. Nervenheilk. 44, H. 3, p. 201, 1912.

Solomon, Pfeiffer, Thompson, Cerebrospinal Fluid Pressures etc. Am. journ. of the med. sciences, 166, Nr. 3, p. 341, 1923.

Souques et Blamoulier, Paraplégie spasmodique permanente malgré la destruction de la moelle dorsale (par une tumeur). Rev. neur. 1, Nr. 3, p. 300, 1924. Zentralbl. f. d. ges. Neurol. u. Psychiatrie 38, Ref. H. 7, p. 379, 1924.

Spielmeier: Histopathologie des Nervensystems, 1. Bd., p. 244. Berlin: Julius Springer, 1922.

Sträußler und Schüller, Demonstration von Röntgenbildern nach Jodkalium-Injektionen in den Spinalraum. Jahrb. d. Psychiatrie u. Neurol. 41. Bd., H. 2/3, p. 266, 1920. Sitz.-Ber. d. Ver. f. Psychiatrie u. Neurol. v. 10. Febr. 1920.

Taschenberg, Zur Klinik der Rückenmarks- und Wirbeltumoren. Münch. med. Wochenschr., Jg. 68, Nr. 20, p. 612, 1921.

Vierheller, Sensibilitätsstörungen bei Läsionen des Rückenmarks, verlängerten Markes und Hirnstammes usw. Monatsschr. f. Psychiatrie und Neurol. 53, H. 2/3, p. 133, 1923.

Wallgreen Arvid, Zur Klinik der Kaudatumoren. Act. med. scand. 59, H. 1/6, p. 453. Zentralbl. f. d. ges. Neurol. u. Psychiatrie, Ref., H. 7, 1924.

Wartenberg, Über die Subokzipitalpunktion. Med. Klinik Nr. 20, p. 665, 1924.

Weigeldt, Studien zur Physiologie und Pathologie des Liquor cerebrospinalis. Jena: Gustav Fischer, 1923.

Sachverzeichnis

MANZSCHE BUCHDRUCKEREI, WIEN. 3190